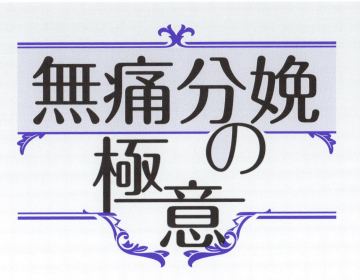

無痛分娩の極意

著

北里大学診療教授
奥富 俊之

克誠堂出版

執筆者一覧

■ 著 者

奥富 俊之
北里大学医学部診療教授
北里大学病院周産母子成育医療センター産科麻酔部門

■ 協力者

加藤 里絵
北里大学病院周産母子成育医療センター産科麻酔部門
(第2章,第10章,第11章)

細川 幸希
北里大学病院周産母子成育医療センター産科麻酔部門
(第7章,第13章)

藤田 那恵
北里大学病院周産母子成育医療センター産科麻酔部門
(第3章,第5章,第9章)

序　文

　私が産科麻酔の世界に足を踏み入れた1993年ごろは日本語で書かれた産科麻酔の教科書はほとんどなかったが，四半世紀以上過ぎた今では，日本語の教科書がいくつか出版されている。はじめは海外の教科書の訳本が多かったが，次第にオリジナリティのある書籍も見られるようになった。その多くは，海外で研鑽を積んで産科麻酔をわが国で広めた，いわば日本の産科麻酔のパイオニア達の著書である。多くの麻酔科医だけでなく，おそらく産婦人科医も彼らの著書の恩恵を受けたのではないかと思う。

　しかし，わが国の麻酔科学においてもっとも偉業を残したともいえる華岡清洲（1760-1835）はあえて薬物の製法を文字として残さなかった。それを秘密主義として批判する人も多い。「術」は昔であれば実際に門下生となり，見て盗むのが正攻法かもしれないが，今の時代そんなことをいうのは時代錯誤もはなはだしいし，実際不可能である。ただ誤解のないよう付記するが，青洲の場合は乱用防止のため秘法としたのであって，秘密主義とはかけ離れた人格の持ち主であり，「術（アート）」の大切さを徹底して教えた医師であったとされる。

　さて自ら産科麻酔，特にいわゆる硬膜外鎮痛下無痛分娩を実践しようとすると，教科書どおりにいかない状況に数多く遭遇する。もちろん臨床とはそういうものだ。ただそう言ってしまうのは容易いが，教科書どおりにいかない状況こそいわば医業におけるアートの部分ではないかと思う。その部分のほんの一部でも何か形で伝えることができないものかと考えていた。しかし私の思いとは逆方向に，時代はどんどんマニュアル重視に傾いている。誰でも型どおりに行えば安全に確実に実践できると謳う本が医学界でも売れるようになり，わが国が誇る医業のアートは失われていったように少なくとも著者には感じられた。

医業にはサイエンス，アートどちらもなくしては完成しえないのだ。
　Medicine is a science of uncertainty and art of probability. というSir William Osler (1849-1919) の言葉にもあるようにサイエンス一辺倒では成しえない領域を忘れずに誰かが伝えないといけない。もちろん私のような未熟な者が文字でそれを伝えるのは無理なのは分かっている。おこがましいにも程がある。

　そんなことを考えていた折，ぜひ，無痛分娩に関する本をと出版社から依頼があった。しかし長い間，お断りしていた。未熟である以上に，文字で伝えることがもっとも苦手だからである。仮に執筆するとしても定年退職間際が自分のライフワークの総まとめの意味でも相応しかろうと思っていた。しかし，2016年春に思いもよらず体調を崩したことをきっかけに，自分が自慢に思っているアートな産科麻酔を視覚的にこれ以上伝えることができないかもしれないという気持ちに襲われた。それゆえ退職前にこのような本を出版することにしたが，本の完成が近づくにつれ体調は戻り，以前のようにランニングやテニスを楽しめるようになってきた。

　本書の目的は無痛分娩のアートな部分を伝えることである。したがって本書は，読んで分かるマニュアル本ではない。そして重要なことは，まだ未完成であるということである。十分覚悟して読んでいただきたい。そんな不完全な本とはいえ多くの人の協力がなくては上梓できなかった。産科麻酔の現場の3人の同僚，加藤里絵先生，細川幸希先生，藤田那恵先生は日々の臨床に忙しいなか力を貸してくれた。克誠堂出版の手塚雅子さんには快く粗雑な原稿を受け取っていただいた。スタッフの方はさぞ校正に苦労されたことと思う。そしていつも黙って見守ってくれている妻，明子と医療を志す二人の息子達にも感謝を捧げたい。

2017年10月

奥富　俊之

『芸術の神様が降りてくる瞬間』(光文社、東京、2007年)
　おわりに ── 多様性であれ，異質な他者を許容せよ

人間とはこんな存在である。脳を鍛えるにはこうすればよい。
人生は，このルールさえ守ればうまく行く。
そのような単純に割り切るメッセージが，世の中にはあふれている。
様々な情報が飛び交い，行先きが不確実な現在社会の中で，
人々はともすれば分かりやすいメッセージを求める。

しかし，それでは問題の根本的な解決にはつながらない。
そもそも，私たちの生を，単一の原理で割り切ることなどできない。
ちょうど，ジャングルの豊かな生態系を切り倒して商業的な価値のある一つの植物
だけを育てる単一栽培（モノカルチャー）が環境を取り返しのつかない形で破壊して
しまうように，単純な割り切りは私たちの生の豊饒を殺してしまう。

私たちは，多様性の側に踏みとどまらなければならない。
単純に割り切ってしまおうという誘惑がどれほど強いものであったとしても，
そちらの側に行ってしまってはならない。
私たちの日常を成り立たせている，さまざまなものを寄せ集めて
その場で役に立つ何ものかを作る「ブリコラージュ（器用な仕事）」の中にこそ，
価値を見いださなければならない。

　　　　　　　　　　　　　　　　人生という多様性の海の中で　茂木健一郎

ムツウ芸術の神様が降りてくる瞬間
　——多様性であれ，様々な妊婦・陣痛を許容せよ

妊婦とは，陣痛とはこんなものである。ムツウ（無痛分娩）はこうすればよい。
これさえ守れば上手く行うことができる。
そのような単純に割り切るメッセージが，世の中にはありふれている。
様々な情報が飛び交い，手技や手法が不確実な現在医療の中で、
医師はともすれば分かりやすいメッセージを求める。

しかし，それでは問題の根本的な解決にはつながらない。
そもそも，妊婦の陣痛を，単一の原理で割り切ることなどできない。
そして，個性豊かな子供を育むそれぞれの親の深い愛情を蔑ろにして，万人受けする商業ベースの画一的な他人の押しつけ"養育法"が，子供本来の天才的潜在能力の具現性を破壊するごとく，単純な割り切りは医療の芸術的柔軟性側面をも殺してしまう。

私たちは，多様性の側に踏みとどまらなければならない。
単純に割り切ってしまおうという誘惑がどれほど強いものであったとしても，
そちらの側に行ってしまってはならない。
私たちの安全で安心できるムツウの提供，また妊婦が快適な医療行為である
ムツウを成り立たせている，さまざまなものを寄せ集めて
個々の妊婦に役に立つ何ものかを作る「ブリコラージュ（器用な仕事）」の中にこそ，
価値を見出さなければならない。

　　　　　　　　　　　　　　　　　妊婦・陣痛という多様性の海の中で　T. O.

目 次

第1章 無痛分娩の方法は筋肉注射や吸入麻酔/静脈麻酔でなく，なぜ，硬膜外鎮痛を第一とするのか ―― 1

第2章 無痛分娩をする前に ―― 5
1. 無痛分娩をどのような妊婦に行うのか ―― 5
2. 無痛分娩前に必要な診察と検査 ―― 6
3. インフォームド・コンセント（説明と同意）―― 9
   - コラム① 脊麻禁！ … 8

第3章 硬膜外鎮痛の具体的な基本計画 ―― 13
1. 硬膜外鎮痛単独法か脊髄くも膜下硬膜外併用鎮痛法か ―― 13
2. 硬膜外鎮痛法の維持法について ―― 15
3. 硬膜外鎮痛法の維持薬について ―― 17
4. 脊髄くも膜下鎮痛薬および硬膜外鎮痛薬の具体例 ―― 18
   - コラム② 意図的硬膜穿刺後硬膜外鎮痛（DPE）という特殊な鎮痛法 … 15

第4章 無痛分娩の開始時期について ―― 23
   - コラム③ 鎮痛前に元気づけ！ … 24

第5章 無痛分娩の器材準備について ―― 27
1. 無痛分娩を行う環境 ―― 27
2. 静脈路確保と輸液 ―― 28
3. 薬物 ―― 28
4. 救急用品（薬物を含む）―― 29
5. 吸入麻酔薬用/気化器を備えた麻酔器 ―― 31
   - コラム④ 安全な無痛分娩準備とは … 31

第6章 無痛分娩開始の針穿刺／硬膜外カテーテル挿入について ― 33
1. 体位について ― 33
2. 硬膜外針穿刺の前の器材確認 ― 40
3. 硬膜外針穿刺の前の局所麻酔 ― 40
4. 針の刺入および硬膜外カテーテルの挿入方法 ― 43

- コラム 5 原則はまず基本として，応用を忘れない体位取り … 35
- コラム 6 硬膜外鎮痛のための穿刺部位はどう決定するか … 41
- コラム 7 穿刺部決定のための「ヤコビー線」について … 42
- コラム 8 脳脊髄液と局麻薬の鑑別 … 42
- コラム 9 用いる生食はどこまで許容されるか？ … 44
- コラム 10 硬膜外カテーテルの挿入の極意 … 50
- コラム 11 硬膜外腔が分かったところは5合目？ … 51
- コラム 12 日本人妊婦の坐位における皮膚から硬膜外腔，さらに脊髄くも膜下腔までの距離について … 53
- コラム 13 血管穿刺した後の硬膜外鎮痛は効きにくい？ … 53

第7章 無痛分娩後の管理について：副作用の軽減に向けて ― 57
1. 循環動態管理 ― 57
2. 呼吸管理 ― 60
3. 代謝管理（水分管理／排尿／体温管理）― 60
4. 疼痛管理 ― 62

第8章 無痛分娩開始後の疼痛増強について ― 65
1. 鎮痛範囲が胸髄10（T10）の皮膚のデルマトール領域より狭くなる場合 ― 67
2. 必要な鎮痛範囲〔胸髄10（T10）の皮膚のデルマトール領域以下の鎮痛〕がすでに得られている場合 ― 67
3. 鎮痛範囲が狭くなるひとつの因子としての持続注入 ― 70
4. 分娩後半に必要な鎮痛範囲が得られているのに疼痛を訴える場合の要因 ― 70

コラム⑭ 局所麻酔薬0.08％の意味 … 68
コラム⑮ アドレナリン添加の意味 … 71
コラム⑯ 硬膜外腔はゴミ箱ではない！ … 73

第9章 母体合併症 ─ 75
1. 局所麻酔薬の意図しない血管内注入 ─ 75
2. 局所麻酔薬の意図しない脊髄くも膜下注入 ─ 77
3. 硬膜穿刺後の対応 ─ 79
4. 硬膜穿刺後頭痛 ─ 80
5. 無痛分娩による神経障害 ─ 82

第10章 分娩への影響 ─ 87
1. 分娩時間への影響 ─ 87
2. 分娩様式（帝王切開術率，器械分娩率）への影響 ─ 88
3. 母乳哺育への影響 ─ 89
4. 回旋異常 ─ 89

第11章 胎児/新生児合併症 ─ 93
1. 直接的影響（薬物の胎児移行） ─ 93
2. 間接的影響 ─ 94

第12章 無痛分娩妊婦の産科医/助産師対応について ─ 97
1. 産科医 ─ 98
2. 助産師 ─ 99

第13章 合併症妊娠における無痛分娩 ─ 103
1. 妊娠高血圧症候群（HDP） ─ 103
2. 心疾患合併妊婦 ─ 104
3. 脊椎疾患合併妊婦 ─ 106

第14章　全身投与鎮痛薬による無痛分娩：レミフェンタニルを主体としたオピオイドを用いた自己調節鎮痛 ── 109
　1　自己調節鎮痛の具体的な実施方法 ── 110
　2　推奨される環境 ── 113

第15章　持続脊髄くも膜下鎮痛法 ── 115
　1　適応／利点／欠点 ── 115
　2　使用薬物とその使用法 ── 116
　3　著者が用いている持続脊髄くも膜下鎮痛用カテーテル ── 118

索引 ── 123

1 無痛分娩の方法は筋肉注射や吸入麻酔/静脈麻酔でなく，なぜ，硬膜外鎮痛を第一とするのか

　痛みを止めるだけなら経口薬でも可能であるが，有効性はそれほど高くなく，また調節性も乏しい。薬物の血中への移行は消化管内の酸塩基平衡や腸内細菌の影響を受けるからである。歴史的には吸入麻酔薬も無痛分娩に用いられていたが，現在では第一に児への影響が少なからずあること，比較的大がかりな機材を必要とすること，環境への影響が少なからずあることなどから主流ではなくなった[注1]。筋肉注射/静脈麻酔も同様に有効性から最善の方法とはいえず，全身に吸収されることから児への影響を考えると第一選択とはいえない（硬膜外鎮痛法が禁忌となる場合，あるいはやむを得ず行えない事情がある場合の静脈内鎮痛法に関しては第14章を参照のこと）。

　これらに対して局所麻酔薬を単独で，あるいはオピオイド，すなわち医療麻薬などの鎮痛補助薬と組み合わせて局所投与することは有効性が高く，中でも硬膜外鎮痛法を代表とする区域鎮痛法は効果的といえる。吸入麻酔法や筋肉注

注1）かつてわが国でも無痛分娩に広く使われていた亜酸化窒素だが，英国では現在もある程度の使用頻度がある。母児への影響はあるといえども大きくないとの考えである[1,2]。
　一方，北米では使われなくなってきていたが，近年，余剰のガスを吸引できる新機器が登場し，非医師でも取り扱える容易さから復活の兆しがある（図1）。これにより余剰ガスにより温暖化が懸念されていた環境問題もかなり解決されている。また亜酸化窒素の鎮痛効果は硬膜外鎮痛には劣るが，妊婦の満足度は高いことから，無痛分娩の成功率は必ずしも優れた鎮痛のみで高くなるとは限らないことを知っておくべきである[3]。

亜酸化窒素の自己吸入器

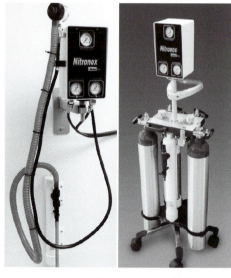

主たる吸引装置

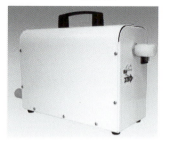

図1　Nitronox®（Matrix Medical 社製）

射法，あるいは静脈麻酔法と比較して（合併症を起こさなければ）児への影響もきわめて少ない。しかし，あくまで正しい知識と技術を有する医療者が行ってこそその利点を生かせるのであって，硬膜外カテーテルを留置して，局所麻酔薬を投与しさえすればどのように行っても安全で効果的な無痛分娩ができるかといえばそうではない。

　例えば，手術室で行われる下肢手術では時として硬膜外カテーテルを留置して局所麻酔薬を投与する方法がとられるが，これは硬膜外麻酔（epidural anesthesia）であって硬膜外鎮痛法（epidural analgesia）を用いた無痛分娩（labor analgesia）とは異なるものである。

　技術的には手術室で行われる硬膜外麻酔の知識や技術を利用するものの，手術麻酔ではなく，無痛分娩のための硬膜外鎮痛はあくまで出産の補助手段である。出産にも医療スタッフが介入して，マッサージ，アロマセラピーからラマーズ法，鍼灸，電気刺激などを行うことがあるように硬膜外鎮痛法も補助手段のひとつであり，ラマーズ法が特殊な分娩形態ではないのと同様に，硬膜外鎮痛下無痛分娩も決して特殊な分娩形態ではない。

　ただし，一方で分娩の早期からひとつの理想的な鎮痛法，例えば硬膜外鎮痛

法に固執する必要もない。なぜなら，個人差もあるが分娩の早期は陣痛の程度は比較的軽いことも多いため，最初から薬物を用いた方法で開始しないという施設があってもいいかもしれない。事実，分娩を多く扱う海外の病院ではLDR[注2)]にジャグジー付きの温浴槽を備えている施設もある。温水の熱感や水圧，浮力などの影響で陣痛軽減が図れるならば妊婦に快適な環境を提供できる可能性は大きい。ただし感染管理の配慮は忘れてはならない。

【文　献】

1) Rooks JP. Safety and risks of nitrous oxide labor analgesia：a review. J Midwifery Womens Health 2011；56：557-65.
2) Rosen MA. Nitrous oxide for relief of labor pain：a systematic review. Am J Obstet Gynecol 2002；186：S110-26.
3) Richardson MG, Lopez BM, Baysinger CL, et al. Nitrous Oxide During Labor：Maternal Satisfaction Does Not Depend Exclusively on Analgesic Effectiveness. Anesth Analg 2017；124：548-53.

注2) 陣痛（labor）から，分娩（delivery），産後の回復（recovery）までを同じ部屋で過ごす，医療設備も備えた入院室。分娩時にはベッドが分娩台となる。

2

無痛分娩をする前に

1 無痛分娩をどのような妊婦に行うのか

　まず何のための無痛分娩かを明らかにする必要がある。妊婦が自ら痛みをとって欲しいのか，それとも医療者側から，硬膜外鎮痛下無痛分娩の方が鎮痛薬を用いない出産より妊婦自身，あるいは児への影響，負担が少ないために行うよう勧めるのかということである。
　後者には，
①合併疾患のために子宮胎盤血流の低下が示唆され，硬膜外鎮痛下無痛分娩による血流改善が望まれる場合：妊娠高血圧症候群（妊娠高血圧腎症を含む），糖尿病，先天性/後天性心疾患（第13章-2参照）。
②陣痛による血圧上昇が脳出血などのリスクを増加させる可能性のある場合（帝王切開術とどちらがよいかは検討を要する）：妊娠高血圧症候群（妊娠高血圧腎症を含む），もやもや病，脳動静脈奇形，脳動脈瘤。
③陣痛や子宮収縮が心血管系への負担となりうる場合（帝王切開術とどちらがよいかは検討を要する）：先天性/後天性心疾患（第13章-2参照），もやもや病，脳動静脈奇形，脳動脈瘤。
④多胎をはじめ，帝王切開術のリスクが高い場合。

⑤陣痛に対して恐怖，不安などが強く，それゆえ分娩経過中に興奮状態が危惧される場合．

などが挙げられる．

　これらに対して逆に硬膜外鎮痛下無痛分娩がかえって分娩のリスクを上げる場合があることも知っておく必要がある．これには，

❶出血傾向のある妊婦，血液凝固障害のある妊婦

　硬膜外血腫のリスクが高い．

❷原因にかかわらず全身感染や刺入部感染のある妊婦

　脊柱間内に病原体侵入の可能性があり，髄膜炎や硬膜外膿瘍により重篤になるリスクがある．白血病をはじめとする易感染性を示す血液疾患も同様のリスクと考える．子宮内感染（絨毛膜羊膜炎）では，分娩に対して抗菌薬を投与されているような状況ならば脊柱間内に病原体が増殖するリスクは少ないと考えて，通常の硬膜外鎮痛下無痛分娩は行ってよいと考えている．

❸重症の大動脈狭窄症や閉塞性肥大型心筋症合併の妊婦

　局所麻酔薬による交感神経遮断を起因とする末梢血管拡張により病態の著しい悪化が懸念されるので，通常の硬膜外鎮痛下無痛分娩はリスクがある．

❹神経疾患の中で進行性脊髄病変を有する妊婦（多発性硬化症など）

　局所麻酔薬やオピオイドの濃度によっては使用後に神経障害が悪化するリスクがある．ただし，通常の硬膜外鎮痛下無痛分娩によって著しくそのリスクが高くなるという訳ではなく，妊婦の希望と病状を加味して，リスクについてインフォームド・コンセントをとったうえで行うことは可能である．

❺妊婦が拒否している場合

　医学的に利点が高くても，それを納得できない妊婦には行うべきでない．

2 無痛分娩前に必要な診察と検査

　硬膜外鎮痛下無痛分娩は特殊な分娩形態ではないとすでに述べたが，医療行為である以上，実施前に妊婦の診察，検査などから全身評価を行い，硬膜外鎮痛下無痛分娩が可能と判断された場合には，その後，インフォームド・コンセントを取得してから行う．

　妊婦の問題把握には，❶産科的問題把握と，❷麻酔科的問題把握に分けられる．

1 産科的問題把握

　産婦人科医は産科的問題把握に慣れているが，麻酔科医は妊娠週数，胎児数，胎位くらいの把握で納得してしまいがちである。しかし実際に無痛分娩を行う際には，経産婦であれば過去の分娩経過や，また初経産婦に関わらず現在の妊娠経過を把握しておくことは重要である。妊娠高血圧症候群など産科的合併症の有無，破水や感染の有無，母体投与薬などを調べる。また胎児の発育や現在の well-being をチェックする。これらにより帝王切開術の可能性，無痛分娩の望ましい開始時期（第4章参照），硬膜外鎮痛下無痛分娩による経腟分娩の成功率や，分娩所要時間などの推測に役立つ。

2 麻酔科的問題把握

　産科的問題把握とは逆に，麻酔科医は麻酔科的問題把握に慣れているが，産婦人科医は全身状態を把握することに慣れていなかったり，万が一の全身管理が必要な状況（例えば局所麻酔薬中毒）を想定していない場合があり，全身評価がなおざりになりやすい。したがって麻酔科医は産婦人科医からの情報を鵜呑みにせず自ら責任をもって全身評価をすべきである。

　一般的には，妊娠以外の既往歴（高血圧，不整脈，喘息，糖尿病や甲状腺機能亢進/低下症などの内分泌疾患，血小板減少症などの血液疾患，腎疾患）の有無と罹病期間，経過，治療歴を問診や診療録から把握する。アレルギー（食物，薬物，ラテックスなど）に関する情報も聴取する（コラム 1）。

　手術歴がある場合には，麻酔時期と麻酔法，問題なく終了したかどうかを尋ねる。また家族に全身麻酔の手術歴がある場合には，悪性高熱といった特殊な病態が生じてないことを平易な言葉で確認する。

　診察は背部も含めて行い，穿刺部として問題ないか（感染，刺青の有無），椎体棘突起間は十分かどうかを確認する。この診察で初めて側弯症に気づくことも多い。本人は気づいていなくとも，棘突起列を下部胸椎レベルから仙骨の方に辿っていくと垂直でないことで発見される。ただし側弯症があるからといって（歩行困難なほど高度でなければ）硬膜外鎮痛下無痛分娩ができないことはほとんどない。脊椎の手術歴がある場合には，手術内容と手術部位（手術創）を確認しておく。また，肥満が著しく，棘突起間が同定できないような場合には，超音波診断装置を用いて棘突起間を確認，イメージし，同時に硬膜外腔ま

での距離を計測しておくと実際の穿刺時に有用である（いずれにしろこのような症例は穿刺直前にも再度超音波計測することが望ましい）。

　また，硬膜外鎮痛下無痛分娩では全身麻酔が分娩経過中に必要なことはめったにないが，それでも全身麻酔を行う時を想定して，全身麻酔が可能かどうかの立場で評価する。すなわち，局所麻酔薬中毒や全脊麻，分娩経過中に全身麻酔を行わざるを得ない緊急帝王切開術の可能性はゼロとはいえず，その場合には気道確保がまず先決となる。したがって，それに備えて気道評価は必ず行う。妊婦では挿管困難のリスクが高く[1]，陣発している妊婦では一層その頻度は上昇する[2]ことが以前から指摘されているが，この点に関しては未だに議論があるところである[3,4]。挿管困難の予測には，Mallampati 分類，Thyromental distance（TMD），upper lip test などがある。さらには呼吸・循環・内分泌・腎の予備力がどれくらいかを把握しておくことが必要だが，そのために胸部写真，心電図，一般生化学検査をすべて行うことは現実的ではないと考えている。呼吸・循環の評価は日常の活動度と，心音や呼吸音の聴取で十分である。

コラム① 脊麻禁！

　最近はどこの施設でも患者自身のアレルギー既往に関しては注意をしており，診療録への記載もしっかりしていることが多い。単に「何かアレルギーがありますか」と聞くのでなく，食べ物に関してもマンゴーやパパイヤなどの南国のフルーツでかぶれたり，発疹が出たりしたことはありませんかといった聞き方でラテックスアレルギーのリスクを評価している人もいる。また消毒薬に関しての既往も詳しく聞いていることも多い。しかし一方で，通常とは異なる反応をちょっと示しただけで，詳しい状況や程度まで聞かずに，診療録に「○○禁！」と安易に記載すぎると思うことも多い。消毒薬のアルコールは消毒効果が高いので用いようとしている訳で，お酒を飲むと赤くなるといわれただけで「アルコール禁！」と判断するというのは行き過ぎのような気もする。以前に聞いた話であるが，診療録に「脊麻禁！」と書かれていたので，さぞかし脊麻によって特異的な反応を起こして生死の境界をさまよったのかと思いきや，脊麻の効きが悪く，頭を下げられたら（トレンデレンブルグ体位）気持ち悪くなってとっても辛い思いをしたというので，看護師が診療録に「脊麻禁！」と書いたことが判明したという例もある。

血液凝固状態が正常であることは硬膜外鎮痛下無痛分娩では重要であるが，妊娠中に調べていることが多いので，易出血（歯肉出血，皮下出血，鼻出血など）の徴候や，血小板低下が危惧される疾患（妊娠高血圧症候群，HELLP 症候群，常位胎盤早期剥離など）がない場合は詳細な血液凝固検査は必須ではないと考えている。

3 インフォームド・コンセント（説明と同意）

　インフォームド・コンセントは，陣痛が始まってからでは医療者側は十分な時間をとれないし，妊婦も痛みが激しい状況で十分な理解ができないので，陣発前に行うべきである。妊娠後期の産婦人科外来受診時に産科診察とは別に，あるいは母親学級などで時間をかけて行うべきである。妊婦によっては，無痛分娩を希望しないので麻酔の説明は不要という人もいるが，無痛分娩を行わなくとも緊急帝王切開術で麻酔が必要となることもあり，また初めての分娩で想像以上の激しい陣痛で，分娩中に突然鎮痛を希望する場合もあるので，いずれにしろ出産前に麻酔に関する何らかの知識があった方が望ましいと考えている。

　インフォームド・コンセントを行う医師は，麻酔科医のこともあれば，産婦人科医のこともあるのが現状であろうが，双方の観点から総合的に説明する必要がある。すなわち，産婦人科医による説明では，分娩管理の方法，硬膜外鎮痛下無痛分娩が分娩経過や児に及ぼす影響は説明しても，麻酔手技や麻酔薬に関するリスク（起こりうる副作用や合併症とその対処法）が不十分である場合もある。一方，麻酔科医による説明では，麻酔手技や麻酔薬に関するリスクは説明し得ても，分娩管理の方法，硬膜外鎮痛下無痛分娩が分娩経過や児に及ぼす影響が不十分になりやすい。総合病院で硬膜外鎮痛を麻酔科医が，分娩管理を産婦人科医が医療分担して行っている場合には，両者からそれぞれの専門分野を説明することができるが，お互いの医療行為を理解していないと話がちぐはぐになって一般の妊婦には分かりにくくなることに注意を要する。

1 麻酔科的問題のインフォームド・コンセント

　副作用や合併症に関して，大まかには発生頻度が 0.1％以上のもの（低血圧，悪心・嘔吐，掻痒感，硬膜穿刺後頭痛，意図しない硬膜下注入/血管内注入/脊

髄くも膜下注入）と，それ以下であっても侵襲的な医療介入が必要なもの（硬膜外血腫，硬膜外膿瘍，全脊髄くも膜下麻酔，痙攣など），あるいは医療介入の必要が少なくとも日常生活に支障を来す可能性のあるもの（末梢神経障害など）に関しては触れる必要があろう。

また硬膜外鎮痛下無痛分娩との名称で医療提供している場合，経過中ずっと無痛と思っていたが途中である程度痛みを感じたという場合もあろう。和痛分娩とすればこのような不満はないかもしれないが，知名度/満足度からは無痛分娩の方が理想的のような気もする。逆に名称はどうであれ，妊婦の思うようなレベルで鎮痛を図ろうと思っていても，なかなかそれに合わせることが難しいことも事実である。同じような薬物を用いて同じような鎮痛域，妊婦の背景や分娩経過が同じようでも鎮痛の具合は個人差が大きい。

何はともあれ重要なのは，硬膜外鎮痛下無痛分娩の経過を説明することで，
①それには分娩の進行具合によって痛みが徐々に出現することもあること
②薬物の調節で鎮痛を強くすることもできること（その場合には，下肢のしびれが強くなることもあること）
③娩出期にはお尻の圧迫感がある人もいるが，その方がいきむタイミングが図れていい場合もあること
④逆に，それが痛みとして苦痛であれば鎮痛可能であること（その場合には，いきみにくくなることもあること）
⑤経過中に硬膜外カテーテルの挿入長が変わったために作用程度が変わった場合は，カテーテルの調節をさせてもらうこともあること
⑥それでも現在の硬膜外カテーテルからの薬物の効果が望めない場合には，新しい硬膜外カテーテルに入れ替えさせてもらうこともあること
⑦分娩の進行があまりにも早い場合には，硬膜外カテーテルを入れる時間的余裕がないこともあること
を説明する。

2 産科的問題のインフォームド・コンセント

さて，このような麻酔手技や麻酔薬に関するリスクに加えて，分娩管理の方法，硬膜外鎮痛下無痛分娩が分娩経過や児に及ぼす影響についての説明も必要となる。

硬膜外鎮痛下無痛分娩＝計画誘発分娩と思っている妊婦もいるが，必ずしも

そうとは限らない。ただし産婦人科医の方針で，あるいは麻酔科医の勤務上そうしている場合もあることは事実である。その事情を理解してもらう必要もあろう。

また，硬膜外鎮痛下無痛分娩により吸引・鉗子分娩が増えることは知っておいてもらう必要がある[5]。硬膜外鎮痛下無痛分娩が児の回旋異常に対する影響に関しては，分娩誘発をしない場合にはそれほど問題とならなくとも[6]，分娩誘発となると児の回旋異常を常に念頭におく必要が生じる[7〜9]（第10章-4回旋異常参照）。ただし，分娩時出血量が異常に増えることはなく，また，帝王切開術率も増加しないことが多くの研究で明らかになっている[5]。子宮破裂や常位胎盤早期剝離などの初期サインである腹痛を硬膜外鎮痛下無痛分娩がマスクしてしまう懸念もあろうが，現在の一般的に用いられる低濃度局所麻酔薬を用いている限りその可能性はない[10]。また硬膜外鎮痛下無痛分娩では児への胎盤を介した薬物の移行もきわめて少なく，新生児の薬物による神経行動学的評価値に影響しない。

【文　献】

1) Samsoon GL, Young JR. Difficult tracheal intubation：a retrospective study. Anaesthesia 1987；42：487-90.
2) Kodali BS, Chandrasekhar S, Bulich LN, et al. Airway changes during labor and delivery. Anesthesiology 2008；108：357-62.
3) Rahman K, Jenkins JG. Failed tracheal intubation in obstetrics：no more frequent but still managed badly. Anaesthesia 2005；60：168-71.
4) Heinrich S, Irouschek A, Prottengeier J, et al. Adverse airway events in parturient compared with non-parturient patients. Is there a difference? Results from a quality management project. J Obstet Gynaecol Res 2015；41：1032-9.
5) Anim-Somuah M, Smyth RM, Jones L. Epidural versus non-epidural or no analgesia in labour. Cochrane Database Syst Rev 2011 Dec 7；(12)：CD000331.
6) Yancey MK, Zhang J, Schweitzer DL, et al. Epidural analgesia and fetal head malposition at vaginal delivery. Obstet Gynecol 2001；97：608-12.
7) Fitzpatrick M, McQuillan K, O'Herlihy C. Influence of persistent occiput posterior position on delivery outcome. Obstet Gynecol. 2001 Dec；98 (6)：1027-31.
8) Leighton BL, Halpern SH. The effects of epidural analgesia on labor, maternal, and neonatal outcomes：a systematic review. Am J Obstet Gynecol 2002；186：S69-77.

9) Lieberman E, O'donoghue C. Unintended effects of epidural analgesia during labor : a systematic review. Am J Obstet Gynecol 2002 ; 186 : S31-68.
10) Kelly MC, Hill DA, Wilson DB. Low dose epidural bupivacaine/fentanyl infusion dose not mask uterine rupture. Int J Obstet Anesth 1997 ; 6 : 52-4.

3 硬膜外鎮痛の具体的な基本計画

1 硬膜外鎮痛単独法か脊髄くも膜下硬膜外併用鎮痛法か

　無痛分娩のゴールドスタンダードは硬膜外鎮痛法であることは今でも変わりない。それに対して，脊髄くも膜下硬膜外併用鎮痛法（combined spinal epidural anglgesia：CSEA）も有用な一手段で，私の中では無痛分娩のスタンダードである。

　CSEA は語句のごとく脊髄くも膜下鎮痛法にゴールドスタンダードである硬膜外鎮痛法を組み合わせた方法である。一般的には，CSEA は 2 つの方法がある。①同一棘間から needle-through-needle，すなわち硬膜外針の中に脊髄くも膜下針を刺し脊髄くも膜下鎮痛を行った後，脊髄くも膜下針を抜いて硬膜外カテーテルを留置する一カ所穿刺法と，②異なる棘間から別々に脊髄くも膜下鎮痛と硬膜外カテーテルを留置する二カ所穿刺法とである。通常，無痛分娩に対しては前者を行う。

　無痛分娩に対して，"硬膜外鎮痛法が適応となるが，CSEA が適応とならない症例"，逆に "CSEA が適応だが，硬膜外鎮痛法適応とならない症例" の区別は厳密にはない。しかし以下のような症例では，CSEA はあまり好ましくない。

・麻酔担当者がCSEAの手技に慣れていない場合
・麻酔担当者が脊髄くも膜下鎮痛から硬膜外麻酔に切り換えて帝王切開術を管理することに慣れていない場合
・高度肥満妊婦
・臍帯の胎児頸部巻絡などにより胎児一過性徐脈を来しやすい場合

などである。

　CSEAでは脊髄くも膜下鎮痛が効果を示している間は硬膜外鎮痛を必要としないが，この間に緊急帝王切開術が適応となった場合，新たに麻酔手技を加えるよりも硬膜外カテーテルを用いて硬膜外麻酔を確立して手術することが望ましい。しかしそのような場合にはまだ硬膜外鎮痛を開始していないので，その硬膜外カテーテルが有効に用いることができるかどうか確認できていない。硬膜外腔に薬物を注入してみて硬膜外カテーテルが有効ではないと判断された場合，きわめて緊急性が高い時の麻酔法は全身麻酔となる。しかし妊婦に対する全身麻酔は区域麻酔と比較して依然リスクが高い。したがって緊急帝王切開術の可能性の高い症例では最初から硬膜外カテーテルがいつでも有効に作用するカテーテルであることを確認できる鎮痛法であるべきで，硬膜外鎮痛法単独である方が安全性が高いということになる。

　きちんと硬膜外カテーテルを留置して，そのカテーテルを用いて通常の硬膜外鎮痛下無痛分娩を行うことに慣れていないと，CSEAを自由に使いこなせないばかりか，緊急帝王切開術への対応ができないというリスクを背負うことになるのでCSEAは勧められない。著者の施設でも，産科麻酔の研修生はいくら麻酔科医の経歴が長くても，まずは硬膜外鎮痛下無痛分娩を確実に行えることを第一の目標においてからCSEAを行ってもらっている[1]。

　しかし，これには反論があることも事実である。すなわち，CSEAの方が鎮痛効果の確実性が高いため[2]，緊急時に帝王切開術用に高濃度の局所麻酔薬を追加投与した時の麻酔確立の失敗率が低いとの研究結果がある。そのために著者が自分で硬膜外鎮痛下無痛分娩を施行する際は多くの症例でCSEAを用いていることも事実で，教育の理念とは矛盾することを実臨床で行っていることを白状しておきたい。

　作用発現が早い，効果が確実であるという利点はCSEAの魅力の一つである[3〜5]。これはCSEAでは脊髄くも膜下鎮痛法が先行することを考えれば容易に理解できる。しかし逆に効果が早い分，低血圧や胎児一過性徐脈などの副作

用の発現も早く[6,7]，自分および周囲の医療スタッフが迅速対応できないとかえってリスクが高くなることを認識すべきである。CSEA は，技術的にも硬膜外鎮痛単独で行うよりも難しいとされている。脊髄くも膜下鎮痛法を最小限の薬物で行い，スムーズに硬膜外鎮痛に移行させることができれば運動神経遮断も少なく，初産婦では子宮頸管の開大が早く分娩進行も逆に早いという報告もある[8,9]。また運動神経遮断が少ないために妊婦によっては歩行が可能となり，"walking epidural" の別名ともなった。しかし現実的には分娩中に歩行を強く希望する妊婦はそれほど多くはない。

2 硬膜外鎮痛法の維持法について

　硬膜外鎮痛法をどのような薬物や注入法を用いて行うかについて，確立された方法はない。かつては医療スタッフが1回注入を一定時間ごとに繰り返す，または疼痛が再発したらその都度一定量を注入する方法がとられていた。医療スタッフの労働軽減のためにシリンジポンプを用いて持続注入すれば単位時間あたりの局所麻酔薬は同じであるため，ポンプが人にとって代わる管理をする

コラム 2　意図的硬膜穿刺後硬膜外鎮痛（dural puncture epidural：DPE）という特殊な鎮痛法

　脊髄くも膜下硬膜外併用鎮痛法の変法とも思われるこの方法は，脊髄くも膜下鎮痛で用いるような脊麻針でまず硬膜穿刺をするものの，脊髄くも膜下腔には薬物を注入しないで，その後に硬膜外カテーテルを挿入して，硬膜外鎮痛法として管理する方法である。従来の硬膜外鎮痛法より仙髄領域の鎮痛効果がよく，麻酔薬の作用発現が早く，左右差も少ないことが報告されている[10]。また脊髄くも膜下硬膜外併用鎮痛法と比較して低血圧，子宮の過収縮，搔痒感の発生などの副作用の発生は少ないため利点があるとの報告もある[11]。従来の硬膜外鎮痛と比較して両側に確実に効果が発現する機序にはやはり穿刺下硬膜穴からの麻酔薬の通過があると推測されている[12]。しかしながら脊麻針が 27 G ペンシル型のように細くなると，それらの効果はきわめて限定的となる可能性もある[13]。

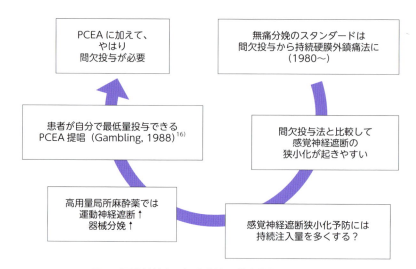

図1　硬膜外鎮痛下無痛分娩の鎮痛維持法について

ようになった施設も多い。しかしながら鎮痛効果は両者同等ではなく，持続注入では時間経過とともに鎮痛範囲の狭小化が起こるという欠点を生じることが分かってきた（図1）[14,15]。

1 新しい持続管理法

最初に出現したのが自己調節鎮痛法（patient-controlled epidural analgesia：PCEA）である。これは薬物の持続注入を基本に（持続注入がない場合もある），患者が自ら疼痛出現時に追加の麻酔薬を自己注入できるように工夫された医療機材を用いる方法である。一定量の麻酔薬を患者が自らボーラス投与することにより鎮痛範囲の回復を目指すやり方で医療スタッフの労働軽減をも図れる。PCEAは，患者の満足度が高く，総局所麻酔薬量も少なく済むことが報告されて注目された[16〜17]。ただし，この医療機材にも表1のごとく一長一短があり，どちらがいいと一概にはいえない。この場合には，基本持続流量，妊婦の要求時に1回当たりどれくらい投与するか（bolus dose），その間隔は最低どれくらいの時間を設けるか（lockout time），（機械式の場合ではさらに）1時間当たり最大ボーラス回数をどれくらいと規定するかなどを設定/確認する。

さらに最近は，間欠的定時投与法（programmed intermittent bolus：PIB）という時代を後戻りするような方法が再注目されている（図1）[18〜20]。簡単に

表1 ポンプの比較

	ディスポーザブルポンプ	機械式ポンプ
費用	安価 保険請求可（特殊材料として）	高価 保険請求不可
重量	軽い	比較的重い
取り扱い	比較的簡単 詳細な注入計画はできない 正確な注入はできない 注入の履歴が不明	多少の慣れが必要 詳細な注入計画が可能 正確な注入が可能 注入の履歴が検証できる
その他	機械音，アラームがない 高流量，可変式のものが必要	機械音，アラームがある メンテナンス，電池交換が必要

いってしまえば，かつて医療スタッフが1回注入を一定時間ごとに繰り返していた内容を機械にプログラムして投与する方法である。PIBもベースとして薬物の持続注入を行う場合も行わない場合もある。いい所取りという意味では，薬物の少量持続注入＋間欠的定時投与＋自己調節鎮痛を組み合わせが提唱されるかもしれないが，それぞれの理想的な設定はなく，分娩の初期から児娩出までを同じプログラムで継続することは不可能に近い。なぜなら，疼痛は分娩進行とともに軽度から強度まで時間的に変化して，しかも個人差が非常に大きいからである。これをすべての妊婦で緩和しようとすると，ある個人にとって，あるいは分娩のある過程においては麻酔薬の過量投与となってしまう。実際の自己調節鎮痛に要した麻酔薬量を一定時間ごとに感知・計算して持続注入＋間欠的定時投与を定時ごとに変化させるプログラムを組む研究をしているグループもあるが，普遍的なプログラムは難しく，かなり複雑なプログラムを妊婦ごとにカスタマイズする必要がある[21]。

3 硬膜外鎮痛法の維持薬について

硬膜外鎮痛に用いる薬物として決まったものは厳密にはない。しかしながら分娩という子宮収縮運動に相対的に影響の少ない局所麻酔薬としては，リドカイン（キシロカイン®）やメピバカイン（カルボカイン®）よりも，ブピバカイン（マーカイン®）の方が優れている。また最近では，ブピバカインよりも血中濃度が意図せず上昇した場合の神経毒性や心毒性が少ないロピバカイン（アナ

ペイン®）やレボブピバカイン（ポプスカイン®）が好んで用いられている。ただし使用局所麻酔薬の濃度が（0.2％程度以下のような）低い場合には，仮に局所麻酔薬の血中濃度がある程度上昇したくらいでは神経毒性や心毒性を惹起するレベルにはなかなか到達しないので，使い慣れていない場合は無理をしてロピバカインやレボブピバカインを使う必要はないと考える。

　最近の傾向として低濃度の局所麻酔薬に，その鎮痛効果を補う意味でオピオイド（医療用麻薬）を添加して用いることも多い。少しでも局所麻酔薬濃度を減らして運動神経遮断効果を軽くすると分娩進行がスムーズに進みやすいからである。いくつかのオピオイドの候補があるが，海外でも広く用いられ，わが国でも採用されているものはフェンタニルである。通常は局所麻酔薬 1 mL 当たり，フェンタニル濃度が 2 μg/mL となるように調節して用いることが多い。

4　脊髄くも膜下鎮痛薬および硬膜外鎮痛薬の具体例

■1 脊髄くも膜下鎮痛薬

❶基本的な組成
　0.5％等比重ブピバカイン 0.4 mL＋フェンタニル 20 μg（0.4 mL）＋生理食塩水 1.2 mL
❷他覚的には鎮痛が早いと思われる（子宮口開大 1 cm 程度または陣痛図上で子宮収縮が弱い）が妊婦の鎮痛要求がある場合
　フェンタニル 20 μg（0.4 mL）＋生理食塩水 1.6 mL
❸オピオイドを混合する余裕のない場合
　0.5％高比重ブピバカイン 0.8 mL＋生理食塩水 1.2 mL
❹その他
　状況に応じて 0.5％ブピバカイン 0.4〜0.8 mL，フェンタニル 0〜20 μg（0〜0.4 mL）を用いて，総量を 2.0 mL として投与

■2 硬膜外鎮痛開始薬

　近年は，低濃度の局所麻酔薬にオピオイド（医療用麻薬）を添加して用いる

ことが勧められると述べたが，硬膜外カテーテルの有用性が確認できるまでの鎮痛確立には局所麻酔薬単独で行うのが一般的である．その方が，硬膜外カテーテルが脊髄くも膜下腔や血管内に迷入していた場合に早期発見しやすいからである．具体的には，

- 0.125〜0.25％ブピバカイン溶液を 4 mL 程度ずつ，3 回程度繰り返す
- 0.2％ロピバカイン溶液を 4 mL 程度ずつ，3 回程度繰り返す
- 0.125〜0.25％レボブピバカイン溶液を 4 mL 程度ずつ，3 回程度繰り返す

3 維持としての硬膜外鎮痛薬

❶疼痛時 1 回注入法（ただし 2〜3 回に分割して投与）
- 0.125％ブピバカイン＋フェンタニル 2 μg/mL 溶液を 8〜10 mL
- 0.2％ロピバカイン＋フェンタニル 2 μg/mL 溶液を 8〜10 mL
- 0.125％レボブピバカイン＋フェンタニル 2 μg/mL 溶液を 8〜10 mL

❷持続注入法
- 0.0625〜0.08％ブピバカイン＋フェンタニル 2 μg/mL 溶液を 8〜10 mL/時
- 0.08〜0.1％ロピバカイン＋フェンタニル 2 μg/mL 溶液を 8〜10 mL/時
- 0.0625〜0.08％レボブピバカイン＋フェンタニル 2 μg/mL 溶液を 8〜10 mL/時

❸自己調節鎮痛法
　上記持続注入法の溶液を用いて，基本流量：0〜5 mL 程度，bolus dose：3〜5 mL 程度，lockout time：5〜30 分

❹間欠的定時投与法
　上記持続注入法の溶液を用いて，基本流量：0〜5 mL 程度，間欠的定時投与および PCEA の bolus dose：5〜10 mL 程度，PCEA を併用した場合の lockout time：5〜30 分．間欠的定時投与の時間間隔に決まりはないが，30 分〜1 時間程度が多い．著者の施設は基本流量 3 mL，bolus dose：6 mL，lockout time 10 分（1 時間当り 3 回まで）に加えて間欠的定時投与 6 mL を 1 時間ごととしている．

　最近の研究で，0.0625％ブピバカイン＋2 μg/mL フェンタニル溶液 10 mL の間欠的定時投与の至適間隔はおおよそ 40 分との結果も示された[22]．ただし設定の仕方次第では時間当たりの麻酔薬量が過量となりすぎるので，1 時間当たりの最大量は妊婦の要求があったとしても，総麻酔薬量が 25 mL を超えない

ように設定するとよい。

【文　献】

1) Okutomi T. Comment. Obstetric Anesthesia Digest 2017 ; 37 : 40.
2) Groden J, Gonzalez-Fiol A, Aaronson J, et al. Catheter failure rates and time course with epidural versus combined spinal-epidural analgesia in labor. Int J Obstet Anesth 2016 ; 26 : 4-7.
3) Collis RE, Davies DW, Aveling W. Randomised comparison of combined spinal-epidural and standard epidural analgesia in labour. Lancet 1995 ; 345 : 1413-6.
4) Gambling D, Berkowitz J, Farrell TR, et al : A randomized controlled comparison of epidural analgesia and combined spinal-epidural analgesia in a private practice setting : pain scores during first and second stages of labor and at delivery. Anesth Analg 2013 ; 116 : 636-43.
5) Hughes D, Simmons SW, Brown J, et al : Combined spinal-epidural versus epidural analgesia in labour. Cochrane Database Syst Rev 2003 ; (4) : CD003401.
6) Cheng SL, Bautista D, Leo S, et al. Factors affecting fetal bradycardia following spinal epidural for labor analgesia : a matched case-control study. J Anesth 2013 ; 27 : 169-74.
7) Abrão KC, Francisco RP, Miyadahira S, et al : Elevation of uterine basal tone and fetal heart rate abnormalities after labor analgesia. Obstet Gynecol 2009 ; 113 : 41-7.
8) Tsen LC, Thae B, Datta S, et al. : Is combined spinal-epidural analgesia associated with more rapid cervical dilation in nulliparous patients when compared with conventional epidural analgesia? Anesthesiology 1999 ; 91 : 920-5.
9) Kayacan N, Ertugrul F, Cete N, et al. Comparison of epidural and combined spinal-epidural analgesia in the management of labour without pain. J Int Med Res 2006 ; 34 : 596-602.
10) Cappiello E, O'Rourke N, Segal S, et al. A randomized trial of dural puncture epidural technique compared with the standard epidural technique for labor analgesia. Anesth Analg 2008 ; 107 : 1646-51.
11) Chau A, Bibbo C, Huang CC, et al. Dural Puncture Epidural Technique Improves Labor Analgesia Quality With Fewer Side Effects Compared With Epidural and Combined Spinal Epidural Techniques : A Randomized Clinical Trial. Anesth Analg 2017 ; 124 : 560-9.
12) Bernards CM, Kopacz DJ, Michel MZ. Effect of needle puncture on morphine and lidocaine flux through the spinal meninges of the monkey in vitro. Implications for combined spinal-epidural anesthesia. Anesthesiology 1994 ; 80 : 853-8.

13) Thomas J, Pan PH, Harris LC, et al. Dural puncture with a 27-gauge Whitacre needle as part of a combined spinal-epidural technique does not improve labor epidural catheter function. Anesthesiology 2005 ; 103 : 1046-51.
14) Mogensen T, Højgaard L, Scott NB, et al. Epidural blood flow and regression of sensory analgesia during continuous postoperative epidural infusion of bupivacaine. Anesth Analg 1988 ; 67 : 809-13.
15) Mogensen T, Hjortsø NC, Bigler D, et al. Unpredictability of regression of analgesia during the continuous postoperative extradural infusion of bupivacaine. Br J Anaesth 1988 ; 60 : 515-9.
16) Gambling DR, Yu P, Cole C, et al. A comparative study of patient controlled epidural analgesia (PCEA) and continuous infusion epidural analgesia (CIEA) during labour. Can J Anaesth 1988 ; 35 : 249-54.
17) van der Vyver M, Halpem S, Joseph G. Patient-controlled epidural analgesia versus continuous infusion for labour analgesia : a meta-analysis. Br J Anaesth 2002 ; 89 : 459-65.
18) George RB, Allen TK, Habib AS. Intermittent epidural bolus compared with continuous epidural infusions for labor analgesia : a systematic review and meta-analysis. Anesth Analg 2013 ; 116 : 133-44.
19) Onuoha OC. Epidural Analgesia for Labor : Continuous Infusion Versus Programme Intermittent Bolus. Anesthesiol Clin 2017 ; 35 : 1-14.
20) Carvalho B, George RB, Cobb B, et al. Implementation of Programmed Intermittent Epidural Bolus for the Maintenance of Labor Analgesia. Anesth Analg 2016 ; 123 : 965-71.
21) Sng BL, Sia ATH. Maintenance of epidural labour analgesia : The old, the new and the future. Best Pract Res Clin Anaesthesiol 2017 ; 31 : 15-22.
22) Epsztein Kanczuk M, Barrett NM, Arzola C, et al. Programmed Intermittent Epidural Bolus for Labor Analgesia During First Stage of Labor : A Biased-Coin Up-and-Down Sequential Allocation Trial to Determine the Optimum Interval Time Between Boluses of a Fixed Volume of 10 mL of Bupivacaine 0.0625% With Fentanyl 2 μg/mL. Anesth Analg 2017 ; 124 : 537-541.

4 無痛分娩の開始時期について

　米国産科婦人科学会の勧告では，硬膜外鎮痛下無痛分娩の開始は妊婦が鎮痛を要求した時であり[1]，子宮口開大のいかんによって遅らせてはならないとしている[2]。これは多くの研究によっても支持されており，硬膜外鎮痛下無痛分娩の開始時期によって帝王切開術率が変わることはない[3〜7]。そのため，妊婦の要求時には鎮痛を達成するべきであり，麻酔法，薬物濃度などについては分娩の進行，医学的状態，妊婦の希望などを総合的に判断する必要があることは米国の声明にもあるごとくである[8]。

　著者は，硬膜外鎮痛下無痛分娩を硬膜外鎮痛法で行うか脊髄くも膜下硬膜外併用鎮痛法（combined spinal epidural analgesia：CSEA）で行うかの選択および硬膜外カテーテルの留置時期を次のように考えて決定している。

　硬膜外鎮痛法では，硬膜外カテーテルの留置から鎮痛確立までに20分程度を見込むのが通常である。妊婦の鎮痛要求のない時期に硬膜外カテーテルの留置だけ行っておけるので，慌てて麻酔薬を注入する事態を避けることも可能である。実際に不安が強い妊婦に早めに硬膜外カテーテルの留置をすると安心する場合があるし，手技に時間を要しそうな妊婦には早めに準備した方が落ち着いて硬膜外カテーテルの留置ができるという利点もある。

　CSEAでは脊髄くも膜下鎮痛が先行し，硬膜外カテーテルの留置時に鎮痛が開始されるため，鎮痛要求のない時期から開始することはできない。したがっ

て穿刺時の妊婦の体位保持が非疼痛時より困難となるため，鎮痛要求はあるが痛がり過ぎない適切な時期を見計らい開始する必要がある。安定した穿刺技術がないと思うようにいかないこともあるため，迅速に鎮痛できるからと安易にCSEAを選択しない方がよい（第3章-1 硬膜外鎮痛単独法か脊髄くも膜下硬膜

コラム3 鎮痛前に元気づけ！

　陣痛が始まると痛くて飲食どころではないので，余裕のあるうちに精のつくものを口にしよう/させようという妊婦または家族がまれにいる。事前に外来または母親学級で無痛分娩時の注意事項などの知識を得ている場合には絶飲食が守られていることが多いが無痛分娩を受ける予定ではなかったはずが，途中で無痛分娩を希望した場合には最終飲食についてきちんと聴取すべきである。

　産科麻酔の代表的なガイドラインである米国麻酔学会と米国産科麻酔学会による推奨でも，最終清澄水摂取から2時間，最終固形物摂取から6〜8時間あけてからではないと誤嚥性肺炎予防の観点から安全な全身麻酔は保証されないとされている[13]。わが国においては，産科麻酔単独のガイドラインはないが，日本麻酔科学会の"術前"絶飲食ガイドラインでも，絶飲時間は清澄水で2時間前まで，牛乳は6時間前まで，ただしリスクの高い妊婦（陣痛のある場合，胎児心拍異常のある場合）は除くとしている。

　無痛分娩は一般的には全身麻酔でないといえども，万が一の場合に全身麻酔が必要であることを考えると，やはり直前まで固形物を口にした妊婦には無痛分娩を提供すべきでない。しかも陣発時には胃内容物の停滞が起こることが知られているために，厳密にいうと最終固形物摂取から6〜8時間経っていても全身麻酔の安全性は保証されない。一般的には無痛分娩は命を救うために必ずしも必要な医療行為でないので安全性を優先すべきである。

　したがって，無痛分娩を受ける予定がなくとも，分娩中に緊急で帝王切開術が必要なこともあるため，陣痛発来したら陣痛がそれほど痛まず十分耐えられる程度であっても固形物の摂取は禁止すべきである。ただし，分娩経過が非常に長い妊婦がいることを考慮すると分娩前または分娩中の数百mLの清澄水，または経口補水飲料は許可してもいいかもしれない。ちなみに著者の施設では，分娩当日は点滴以外に1日1,000mLまでのOS-1®（大塚製薬工場）を許可している。

外併用鎮痛法か参照)。

　痛がっているからと,早くから鎮痛を開始してしまうと帝王切開術率が高くなるという印象をもっている医師もいるかもしれないが,もともと早期から陣痛が強い妊婦は難産で帝王切開術になりやすいことが知られており,必ずしも早期の鎮痛そのものが原因で帝王切開術率が高い訳ではない[9〜11]。ただし,不必要に過度な鎮痛でオキシトシンの使用が増え,オキシトシンの子宮筋に対する耐性が生じることがあるとすれば不要な分娩停止による帝王切開術を行わざるをえない可能性もある[12]。したがって麻酔科医も妊婦の疼痛の程度と分娩進行状況に見合った鎮痛を心がけないといけないし,産婦人科医も漫然とオキシトシンによる分娩誘発を行わないよう心がけないといけない。そしてそれらに基づいて妊婦,麻酔科医,産婦人科医が十分な納得のもとに始めるべきである。

【文　献】

1) American College of Obstetrics and Gynecology. ACOG practice bulletin. Obstetric analgesia and anesthesia. Number 36, July 2002. American College of Obstetrics and Gynecology. Int J Gynaecol Obstet 2002；78：321-35.
2) American College of Obstetricians and Gynecologists Committee on Obstetric Practice. ACOG committee opinion. No. 339：Analgesia and cesarean delivery rates. Obstet Gynecol 2006；107：1487-8.
3) Chestnut DH, McGrath JM, Vincent RD Jr, et al. Does early administration of epidural analgesia affect obstetric outcome in nulliparous women who are in spontaneous labor? Anesthesiology 1994；80：1201-8.
4) Ohel G, Gonen R, Vaida S, et al. Early versus late initiation of epidural analgesia in labor：does it increase the risk of cesarean section? A randomized trial. Am J Obstet Gynecol 2006；194：600-5.
5) Wang F, Shen X, Guo X, et al；Labor Analgesia Examining Group. Epidural analgesia in the latent phase of labor and the risk of cesarean delivery：a five-year randomized controlled trial. Anesthesiology 2009；111：871-80.
6) Wong CA, McCarthy RJ, Sullivan JT, et al. Early compared with late neuraxial analgesia in nulliparous labor induction：a randomized controlled trial. Obstet Gynecol 2009；113：1066-74.
7) Wong CA, Scavone BM, Peaceman AM, et al. The risk of cesarean delivery with neuraxial analgesia given early versus late in labor. N Engl J Med 2005；352：655-65.
8) American College of Obstetricians and Gynecologists Committee on Obstetric Practice.

ACOG committee opinion. No. 339 : Analgesia and cesarean delivery rates. Obstet Gynecol 2006 ; 107 : 1487-8.
9) Alexander JM, Sharma SK, McIntire DD, et al. Intensity of labor pain and cesarean delivery. Anesth Analg 2001 ; 92 : 1524-8.
10) Segal S, Su M, Gilbert P. The effect of a rapid change in availability of epidural analgesia on the cesarean delivery rate : a meta-analysis. Am J Obstet Gynecol 2000 ; 183 : 974-8.
11) Hess PE, Pratt SD, Soni AK, et al. An association between severe labor pain and cesarean delivery. Anesth Analg 2000 ; 90 : 881-6.
12) Phaneuf S, Rodríguez Liñares B, TambyRaja RL, et al. Loss of myometrial oxytocin receptors during oxytocin-induced and oxytocin-augmented labour. J Reprod Fertil 2000 ; 120 : 91-7.
13) Practice Guidelines for Obstetric Anesthesia : An Updated Report by the American Society of Anesthesiologists Task Force on Obstetric Anesthesia and the Society for Obstetric Anesthesia and Perinatology.[No authors listed] Anesthesiology 2016 ; 124 : 270-300.

5 無痛分娩の器材準備について

1 無痛分娩を行う環境

　硬膜外鎮痛のための硬膜外カテーテルを挿入する際は，まず部屋の清潔度を考慮する必要がある。硬膜外穿刺を侮ると思わぬ感染症を引き起こし髄膜炎などの重篤な合併症を引き起こすため，一般の病室で行うことは避けるべきである。HEPAフィルター（0.3-0.5 μmの粉塵を99.99％除去できるシステム）のある米国連邦規格による空気清浄度10,000以下，換気回数35-45回/時の部屋で行うことが望ましい。これらは特に脊髄くも膜下硬膜外併用鎮痛法を用いる場合には重要である[1]。これらが困難な場合には個室，分娩室など施設内でもっとも清潔度の高い場所で硬膜外カテーテル挿入を行い，病室で鎮痛維持を行うのがよい。
　その場合，医師も介助者も帽子とマスクは正しく着用する[2]。また手技の前後には必ず血圧，心拍数，動脈血酸素飽和度による監視を行えるようモニターを準備をしておく。また酸素供給と吸引が行える態勢で行う。

2 静脈路確保と輸液

硬膜外鎮痛下無痛分娩を行う際には末梢静脈路は必須である。鎮痛効果発現に伴う相対的循環血液量の不足（交感神経遮断に伴う血管拡張）の補充、および副作用/合併症発生時における薬物投与のためである。帝王切開術に対する麻酔と比較すると相対的循環血液量の不足の程度は軽度であるため、急速大量の輸液負荷は必要ないが、数百 mL の細胞外液型（乳酸/酢酸/重炭酸リンゲル液）の晶質液の負荷が必要である。副作用/合併症発生時には輸液負荷とともに薬物投与も必要なので、途中に三方活栓を最低でも1つは付けておく。また緊急薬をいち早く投与するためには、静脈留置針にもっとも近い場所に薬液注入口があるものを用意するとよい。

3 薬物

1 区域麻酔用

- 消毒液（アルコール入りポビドンヨード、またはアルコール入りグルクロン酸クロロヘキシジン）[2~5]
- （皮膚の局所麻酔用）1%リドカイン 10 mL
- ブピバカイン溶液 20 mL バイアル
- 0.2%ロピバカイン溶液 100 mL バッグ
- 0.25%レボブピバカイン溶液 100 mL バッグ
- フェンタニル溶液（1 A＝2 mL＝100 μg）
- 希釈用生理食塩水
- （脊髄くも膜下鎮痛を併用するなら）
    脊麻用 0.5%ブピバカイン溶液（高比重または等比重）

2 昇圧薬

- 塩酸エフェドリン（1 A＝40 mg）：
    1 A を生理食塩水 7 mL に希釈し、総溶液 8 mL にすれば 5 mg/mL

表1　緊急用器具（主として気道確保用）

- 酸素ボンベ
- 酸素用チューブ（酸素供給アウトレットからアンビューバッグ/酸素マスクまで）
- アンビューバッグ，酸素マスク
- 喉頭鏡（ライトが点くことを確認），ビデオ喉頭鏡
- 気管チューブ（6.5 mmID，7.0 mmID）
- スタイレット
- 経口エアウェイ
- 吸引チューブ（吸引アウトレットに接続可能なもの）
- 吸引カテーテル（12 Fr または 14 Fr）
- ラリンジアルマスク（#3, #4）
- 固定用テープ
- 除細動器または AED

表2　緊急薬品

硫酸アトロピン：1 A＝0.5 mg
塩酸エフェドリン：1 A＝40 mg
　　1 A を生理食塩水 7 mL に希釈し，総溶液 8 mL にすれば 5 mg/mL
　　1 A を生理食塩水 9 mL に希釈し，総溶液 10 mL にすれば 4 mg/mL
　　これらを 1 回 1 mL ずつ使用
アドレナリン：1 A＝1 mg
　　1 A を生理食塩水 9 mL に希釈し，総溶液 10 mL にすれば 0.1 mg/mL
　　病態に応じて 1 回 1〜5 mL 使用
2％静注用リドカイン：1 mg/kg（不整脈時）
ジアゼパム：5〜10 mg（痙攣時）
ミダゾラム：5〜10 mg（痙攣時）
脂肪乳剤（20％イントラリポス）（局所麻酔薬中毒時）
チオペンタール：4〜5 mg/kg（全身麻酔導入時）
プロポフォール：1.5〜2 mg/kg（全身麻酔導入時）
スキサメトニウムまたはロクロニウム：1 mg/kg（全身麻酔導入時）
ニトログリセリン：1 A＝10 mL＝5 mg
　　子宮過収縮時の緊急子宮弛緩：0.2〜0.4 mL（100〜200 μg ずつ使用）
塩酸リトドリン：1 A＝5 mL＝50 mg
　　0.2 A を生理食塩水 19 mL に希釈し，総溶液 20 mL にすれば 0.5 mg/mL
　　子宮過収縮時の緊急子宮弛緩：1 mL（500 μg ずつ使用）

1 A を生理食塩水 9 mL に希釈し，総溶液 10 mL にすれば 4 mg/mL
これらを 1 回 1 mL ずつ使用

4　救急用品（薬物を含む）

副作用/合併症発生時にすぐ使用できるように救急カートの整備が必要であ

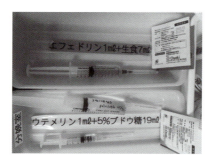

図1　分娩室エリアに常備している緊急薬品例

緊急時にすぐに静注できるように希釈したエフェドリンとリトドリンを毎朝準備している

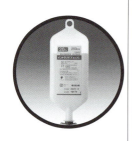

リピッドレスキュー
局所麻酔薬が原因と思われる中毒症状の治療（心停止を含む）

- 20％イントラリポス 1.5 mL/kg を1分かけて静注
- その後ただちに，15 mL/kg/時で持続静注
  （心停止の場合は心マッサージは継続―イントラリポスを循環させるため）
- 循環が戻るまで3〜5分ごとに3 mL/kg〜4.5 mL/kg までボーラス静注
- 循環動態が安定するまで持続静注
- 血圧が低下した場合，30 mL/kg/時に増量
- 最大量は8〜12 mL/kg が望ましい

図2　北里大学病院分娩室で脂肪乳剤と一緒においてある"Lipid Rescue"カード

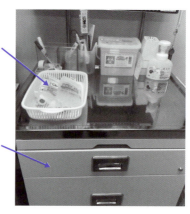

使用中の薬物
患者ごとにまとめておく

必要薬物を入れた引き出し

図3　薬物の準備スペース

清潔で整頓された場所を確保する。準備中は周囲から話しかけたりしないようにする。

る。これには大きく分けて緊急用器具（主として気道確保用）（表1）と緊急薬品（表2，図1）がある。

5 吸入麻酔薬用/気化器を備えた麻酔器

無痛分娩を行う産科病棟/分娩室/産科手術室のエリアで仮に帝王切開術まで

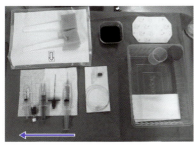 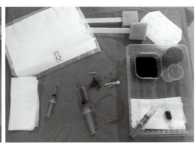

使用する順番に並べている

図4　硬膜外/脊髄くも膜下穿刺時の準備例
穿刺前には必要器材，薬物を整理して準備しておくと，スムーズに手技が行える（左図）。散らかしたまま穿刺を開始することは事故につながる（右図）。

コラム4　安全な無痛分娩準備とは

　副作用/合併症発生時に必要な体制，器材，薬物を準備しておくことが重要であるのは誰でも心得ていると思う。しかし現実問題として，①体制/人材がいざという時に機能するようなコミュニケーション，シミュレーショントレーニングができているかどうか，チームSTEPS（Team Strategies and Tools Enhance Performance and Patient Safety；医療の質と患者安全向上のためのチームワークシステム）が構築されているか[6,7]，②器材が日ごろから点検されていつでも過不足がないか，日ごろの準備段階で整理整頓された状態で器材展開ができるかどうか（図3，4），③適切な薬物が，適切な用量，容量，適切な投与ルート，適切な速度で，正しい患者に投与できるようなシステムができているかを部署内で常に検討する必要がある。
　器材が揃っていても散らかしたまま展開/準備したり，雑談しながら薬物準備を行うなどの場面によく遭遇するが，それらは医療事故の温床である。

行うことを想定したとしても，麻酔器が必須である状況はきわめて少ない。しかし緊急事態で気管挿管下に全身麻酔を行わざるをえない場合の準備として，麻酔器は必要と考えるべきである。その際に気化器が必須かどうかは議論があるかもしれないが，静脈麻酔薬を用意する時間的余裕がない場合，喘息発作で急に気管支拡張をしたい場合（セボフルランを用いる）など簡便性という利点も大きい。一方で，使用頻度の少ない薬物を気化器に入れたままにした場合の管理上の問題も考えておく必要がある。

【文 献】

1) Centers for Disease Control and Prevention (CDC). Bacterial meningitis after intrapartum spinal anesthesia—New York and Ohio, 2008-2009. MMWR Morb Mortal Wkly Rep 2010 ; 59 : 65-9.
2) Practice Advisory for the Prevention, Diagnosis, and Management of Infectious Complications Associated with Neuraxial Techniques : An Updated Report by the American Society of Anesthesiologists Task Force on Infectious Complications Associated with Neuraxial Techniques and the American Society of Regional Anesthesia and Pain Medicine. Anesthesiology 2017 ; 126 : 585-601.
3) Birnbach DJ, Meadows W, Stein DJ, et al. Comparison of povidone iodine and DuraPrep, an iodophor-in-isopropyl alcohol solution, for skin disinfection prior to epidural catheter insertion in parturients. Anesthesiology 2003 ; 98 : 164-9.
4) Tschudin-Sutter S, Frei R, Egli-Gany D, et al. No risk of surgical site infections from residual bacteria after disinfection with povidone-iodine-alcohol in 1014 cases : a prospective observational study. Ann Surg 2012 ; 255 : 565-9.
5) Swenson BR, Hedrick TL, Metzger R, et al. Effects of preoperative skin preparation on postoperative wound infection rates : a prospective study of 3 skin preparation protocols. Infect Control Hosp Epidemiol 2009 ; 30 : 964-71.
6) Balki M, Hoppe D, Monks D, et al. Multidisciplinary Delphi Development of a Scale to Evaluate Team Function in Obstetric Emergencies : The PETRA Scale. J Obstet Gynaecol Can 2017 ; 39 : 434-42. e2.
7) Vasco Ramírez M. Training future anesthesiologists in obstetric care. Curr Opin Anaesthesiol 2017 ; 30 : 313-8.
8) Onwochei DN, Halpern S, Balki M. Teamwork Assessment Tools in Obstetric Emergencies : A Systematic Review. Simul Healthc 2017 ; 12 : 165-76.

6 無痛分娩開始の針穿刺/硬膜外カテーテル挿入について

1 体位について

　硬膜外穿刺の体位は側臥位か坐位である。側臥位の場合には，右利きの人にとっては左側臥位の方がやりやすい。皮膚に対して垂直に硬膜外針を進めて硬膜外腔まで達すれば左側臥位でも右側臥位でも手技の難易度は大した差がない。しかし，硬膜外腔に達する前に脊椎棘突起に針があたって，それ以上進められないときには，針を戻したあとやや頭側に針を角度を付けて進めるので，その場合，左側臥位であれば硬膜外針のハブまたは羽を持つ左手手首を極端に不自然に屈曲させなくても針を進められる。側臥位穿刺では硬膜外針の先端，ベーベルの底部が彎曲しているために，このカーブに沿ってベーベル方向に針軸を誘導しやすい。すなわち硬膜外針を針軸方向に真っすぐ進めているつもりでも，曲がって侵入しやすい点を念頭に置く必要がある。

　これに対して坐位は妊婦で穿刺しやすい体位ともいえる。なぜなら妊婦は皮下脂肪が多くて棘間が分かりづらいとされるが，坐位で腰の端の左右の中点から皮膚に垂直に穿刺すれば理論的には針が誤って側方へずれにくい。なぜなら坐位では側臥位とちがって体軸の回転が起こりにくいからである。手技に要する時間も坐位の方が短いとの報告もある。また皮膚から硬膜外腔までの距離も

表1　硬膜外カテーテル挿入に伴う合併症の体位別発生率の差

	坐位	側臥位	トレンデレンブルグ体位とした側臥位
血管穿刺の可能性	11%	6%	2%
複数回の硬膜外カテーテル挿入	13%	8%	7%

(Bahar M, Chanimov M, Cohen ML, et al. Lateral recumbent head-down posture for epidural catheter insertion reduces intravascular injection. Can J Anaesth 2001；48：48-53より引用)

坐位の方がおおよそ5 mm程度短い[1]。このことは長い硬膜外針を用いる必要性が減ること，および硬膜外腔までの距離が短いほど仮に針先が側方へずれても，ずれ幅が少ないという長所もある。また無痛分娩を脊髄くも膜下硬膜外併用鎮痛法で行う場合には，脊麻針の穿刺の際の放散痛の発生率が明らかに少ない可能性があるという利点もある[2]。

しかし一方で坐位は欠点がないわけではない。坐位の方が穿刺部位での脳脊髄圧は高く，硬膜が硬膜外腔の方に張り出しやすいぶん，硬膜外カテーテル挿入が側臥位と比較して難しく，硬膜誤穿刺（"dural puncture"いわゆるドラパン）の可能性は高くなる。また硬膜外腔の静脈叢の怒張のため硬膜外カテーテル挿入に伴う血管穿刺の可能性も高い（表1）[3,4]。

では妊婦はどちらの方が楽なのであろうか？ 体型指数（body mass index）が25未満の妊婦では側臥位が，逆に30以上の妊婦では坐位の方が楽であると回答した報告もある（図1）[5]。このような両者の特徴を説明した後に妊婦の希望も聞き対応することは親切だが，現実的には日本人の場合，自分の好みをいわない妊婦も多い。その場合には自分の得意とする体位を決めて，原則その体位で行うのもひとつの手である。

いったん体位を決定したら側臥位であっても坐位であっても，いい体位（穿刺部を頂点として丸くなっており，体幹の捻れがない状態）が保たれているか注意を払う必要があり，また介助者もそのように妊婦の体を固定保持することが必要である。

坐位においては，下肢の状態によっては腰部がまったく丸くならないこともあるので，その場合は体位をしっかりと取り直す。無理に胡座をかかせると返って座禅を組む時のように背中が伸びてしまうことすらありうる（図2A）。上体が，あまり前につんのめりになっても同様のことが起きる（図2B，コラム5）。

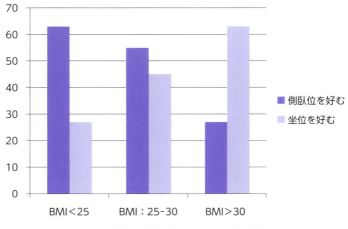

図1 妊婦の体位の好み：BMI別の相違
(Vincent RD, Chestnut DH. Which position is more comfortable for the parturient during identification of the epidural space? Int J Obstet Anesth 1991；1：9-11 より引用)

　妊婦の場合は腹部が大きいので非妊婦のようには丸くなることは難しいが，座って立て膝で抱えるような姿勢（無理なら大腿の下にタオルを入れて膝を屈曲，または下肢を前方に投げ出すような姿勢）で腰部が何とか丸くなるように工夫する（図3）。この時，肩に力を入れずリラックスして肩を落とすように指示する。腹部が極端に大きい場合や肥満妊婦などでは足台などを用いるのも1つの方法である（図4）。このようにして穿刺部位が凸になるような体位をとる

コラム5　原則はまず基本として，応用を忘れない体位取り

　原則として，坐位において背中が前のめりになると多くは背中は丸くならず，カエルの背中がそうであるようにかえって背中は反ってしまう。しかし現実には，前のめりになった方が穿刺部を中心として腰部棘突起間が開いて腰が丸くなれる妊婦がいることも事実である。その場合には無理に前のめりにならないよう注意するより，そのまま前のめりになった姿勢で，針を刺す側が少し手元を上げて，針先をやや下向き（最初は皮膚に対して垂直）で刺した方がうまく行くこともある。妊婦にとって背中がベッドに対して垂直になるように坐位を保つことは意外に難しく，前のめりの方が介助があまりなくてもじっとしていられるようである。

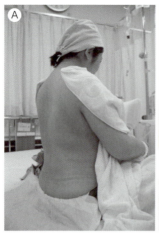 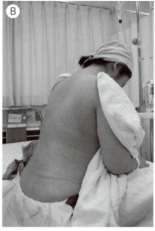

図2 硬膜外鎮痛法を坐位で行う時,背中が伸びてしまう悪い例(A)
この状態で丸まろうと前へ傾いても腰は伸びたままである(B)
(奥富俊之.第1章 5.妊婦での挿入.岡本浩嗣,鈴木利保編.カラー写真で一目でわかる硬膜外麻酔・脊椎麻酔 視覚と感覚で確実に施行する基本とコツ.p.49-55 より引用)

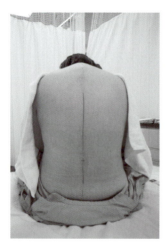

図3 硬膜外鎮痛法を坐位で行う時の正しい姿勢
(奥富俊之.第1章 5.妊婦での挿入.岡本浩嗣,鈴木利保編.カラー写真で一目でわかる硬膜外麻酔・脊椎麻酔 視覚と感覚で確実に施行する基本とコツ.p.49-55 より引用)

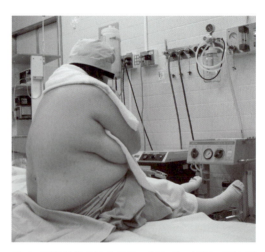

図4 硬膜外鎮痛法を坐位で行う時に妊婦の踵を足台のうえに載せ工夫をした例(すでに硬膜外カテーテル留置済み)
(奥富俊之.第1章 5.妊婦での挿入.岡本浩嗣,鈴木利保編.カラー写真で一目でわかる硬膜外麻酔・脊椎麻酔 視覚と感覚で確実に施行する基本とコツ.p.49-55 より引用)

肩が左に傾いた例	肩が右に傾いた例	肩が左に捻れた例	肩が右に捻れた例
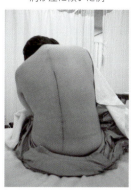	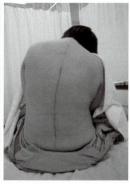	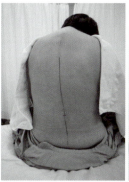	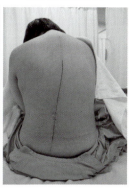

図5　硬膜外鎮痛法を坐位で行う時，肩が左右に傾くと棘突起間を結んだ線がカーブする
さらに体が捻れると棘突間を結んだ線はS字（または逆S字）にカーブする

(奥富俊之．第1章　5．妊婦での挿入．岡本浩嗣，鈴木利保編．カラー写真で一目でわかる硬膜外麻酔・脊椎麻酔　視覚と感覚で確実に施行する基本とコツ．p.49-55より引用)

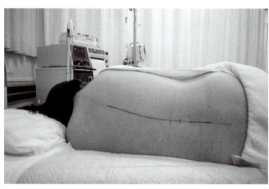 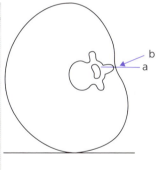

図6　硬膜外鎮痛法を側臥位で行う時，上方の肩が前方に傾き脊柱管が捻れる悪い例
　　　　右シェーマは推測される断面図．
　　　　ベッドに水平に針を刺入する（a）と硬膜外腔側方に向かう．

(奥富俊之．第1章　5．妊婦での挿入．岡本浩嗣，鈴木利保編．カラー写真で一目でわかる硬膜外麻酔・脊椎麻酔　視覚と感覚で確実に施行する基本とコツ．p.49-55より引用)

だけでは完全ではなく，最終的に肩の傾きや体幹の捻れが起こっていないか確認してから穿刺する（図5）。

　一方，側臥位でよく見られる望ましくない体位は，上方にある肩が前方に傾くことである（図6）。体を伸ばした状態で横向きになってもらい，この後に丸

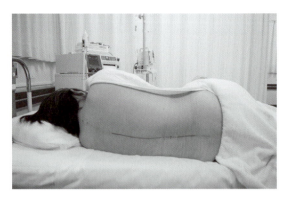

図7 硬膜外鎮痛法を側臥位で行う時，肩の位置はよくても，お尻が突き出てかえって背中が反る悪い例
（奥富俊之．第1章　5．妊婦での挿入．岡本浩嗣，鈴木利保編．カラー写真で一目でわかる硬膜外麻酔・脊椎麻酔　視覚と感覚で確実に施行する基本とコツ．p.49-55 より引用）

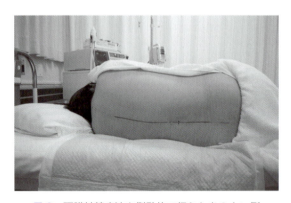

図8 硬膜外鎮痛法を側臥位で行うときのよい例
図7と似ているが，棘突起間を結んだ線が異なっていることに注目。
（奥富俊之．第1章　5．妊婦での挿入．岡本浩嗣，鈴木利保編．カラー写真で一目でわかる硬膜外麻酔・脊椎麻酔　視覚と感覚で確実に施行する基本とコツ．p.49-55 より引用）

くなってくださいと指示した場合，ベッドに接している側の肩はずらしにくいので自由に動かせる上方の肩が前方に傾いてしまう。そのため両方の肩峰を結んだ線がベッドに垂直でなくなる。両肩甲骨間を開かせようと，「両手を合わせるようにしてください」というとさらに上方の肩が前方に傾いて行く（図6）。これによって体幹，すなわち脊柱は捻れて回転する。この状態に気づかずに棘

矢状面

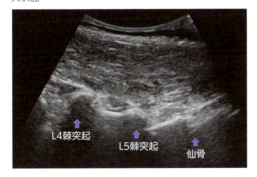

横断面

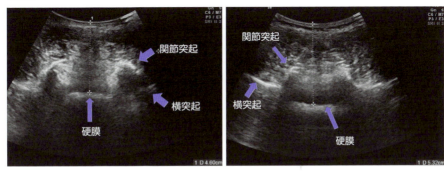

図9　硬膜外鎮痛法を行う前の超音波装置による腰部のプレスキャン

間正中からベッドに対して水平に刺していくと，硬膜外針は背側硬膜外正中を捉えることなく側方へずれ，仮に抵抗消失法で抵抗消失があっても硬膜外カテーテルを挿入しようとしたときに体の上になっている側の下肢に放散痛があったり，抵抗があって硬膜外カテーテルが挿入できないことがありうる．このようになった体位を修正するには，ベッドに接している側の手を妊婦の前方へ無理なく引っ張ることである．また妊婦に，「腰を突き出してください」といっただけでは，穿刺部を中心に丸くなるどころか，腰ではなくお尻が突き出てかえって背中は反ってしまうので（図7），この場合には介助者が意識して妊婦の膝を抱きかかえるようにしないと修正できない（図8）．

　このように体位取りは穿刺を行う医師と，介助者と，妊婦の共同作業で初めてうまくいくもので，医師が，介助者または妊婦に口頭指示しただけでうまくいくものではないことを十分理解すべきである．

近年では，実際想定した体位を取ってもらったうえで，超音波装置でプレスキャンして硬膜外腔までの解剖学的位置関係を確認しておくことも有用とされている。皮膚から硬膜外腔までの距離を計測しておくと実際の穿刺がイメージしやすい（図 9）。ただし日頃比較的標準体型の妊婦で超音波装置を持いた硬膜外腔のプレスキャンに慣れておく必要があり，いきなり肥満妊婦で役立てようと思っても分かりにくい。

2　硬膜外針穿刺の前の器材確認

　穿刺する前の器材の確認は重要である。医療安全の観点からも器材は整理整頓された状態であることを確認してから始める。各針のキャップは外しておく。硬膜外針本体と内筒（スタイレット）の破損がないか，スムーズにスタイレットが抜けるかどうか一度確認するとよい。またこれらの器材は右利きの麻酔担当者の場合は右側にセットする。手技操作を始めたら，右利きの場合，左手はなるべく妊婦の穿刺部から離さず，右手で針を運用できるようにするためである。
　帽子，マスクを正しく装着して，滅菌手袋をしてから，まずアルコールを含む消毒液で穿刺部を中心に皮膚消毒した後，できれば透明で穿刺部のみ穴があいた素材のシーツで覆う。

3　硬膜外針穿刺の前の局所麻酔

　まずは硬膜外針の穿刺の前に，皮膚に 25 G より細い針を用いて局所浸潤麻酔（局麻）を行う。局麻の薬物注入を急ぐと注入時痛が大きい。すなわち皮膚周囲組織が進展するだけでも痛いものである。一方，きちんと局麻ができていないと硬膜外針穿刺時に疼痛を訴える。局麻をしたにも関わらず針穿刺時に疼痛を訴える理由の多くは，皮内に局麻が浸潤せず，皮下にのみ麻酔をしているからである。きちんと皮内の局麻がされた場合には，麻酔した皮膚表面が蚊に刺されたときのように周囲よりも白っぽく膨隆し，毛根がぷつぷつ浮き出てくる（図 10）。

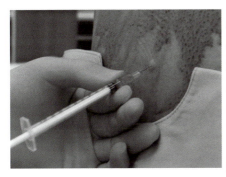

図10 皮膚に対する正しい局所浸潤麻酔
皮下ではなく，皮内にきちんと膨疹を作ることが大切である。
(奥富俊之．第1章　5．妊婦での挿入．岡本浩嗣，鈴木利保編．カラー写真で一目でわかる硬膜外麻酔・脊椎麻酔　視覚と感覚で確実に施行する基本とコツ．p.49-55 より引用)

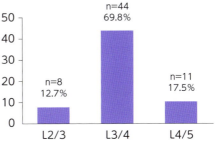

図11 触診でL3/4とした部位を超音波装置で診断した棘突起間
(Hosokawa Y, Okutomi T, Hyuga S, et al. At which intervertebral level is your palpated L3/4 actually placed? European Society of Anaesthesiology, Berlin, Germany, 2015.6.1 より引用)

　その後，皮下，棘上靱帯，棘間靱帯の浅い部分に局麻を行う。硬膜外針の穿刺には正中法と傍正中法があるが，前者を選択するのが一般的である。それでも後者を選択する場合に，最初，硬膜外腔までのおおよその深さを知る意味で

> **コラム6　硬膜外鎮痛のための穿刺部位はどう決定するか**
>
> 　硬膜外鎮痛のための穿刺部位は一般的には腰椎L2/3，L3/4，またはL4/5とされているが，著者としてはL3/4にこだわってほしい。L2/3では第一に脊髄穿刺の可能性を否定できないからである。脊髄の下端（脊髄円錐）は一般的には腰椎L1の高さとされているが，性別，体格，体位によっても異なり，また超音波装置で穿刺部位を確認したならいざ知らず，触診のみで決定した棘突起間の位置は実際と一椎間ぐらいズレていることがしばしばあるからである。著者の施設でも63症例の妊婦で触診と超音波装置で診断した棘間が一致したのは7割であった（図11）。また正しくL2/3から硬膜外カテーテルが挿入されていても，そのカテーテルでは仙髄領域の鎮痛効果が出にくい。一方，L4/5ではいざ帝王切開術が必要となった時に，麻酔領域を帝王切開術に必要な頭側レベルの胸髄T4まで広げるのに苦労するからである。
>
> 　触診で腰椎棘突起の位置を知るためにわが国でよく知られているのがヤコビー線である（コラム7参照）。

コラム7　穿刺部決定のための「ヤコビー線」について

「ヤコビー線」の出典は，1895 年の New York Medical Journal に米国の George W. Jacoby が発表した「くも膜下腔の腰椎穿刺」である[6]。この論文によると，「両側腸骨陵最高部を結ぶ線は第4腰椎体の中央を通るが，線の真上の棘突起は第3腰椎のものである」としている。すなわち，体表面でみると線は第3，4腰椎の棘突起を通る。しかし触診による判定は測定者の誤差も大きく，また男女差，軟部組織の多寡，体位によっても影響をうけるため，正確な棘間に穿刺するためには現在では超音波装置を用いて仙椎から追っていくのが望ましいと考えられる。

ここで，米国で Jacoby が発表した線であるのに，なぜ英語読みの「ジャコビー線」でなく，ドイツ語読みの「ヤコビー線」としてわが国で普及しているかの理由として，松本は，この線に関する情報は米国からドイツを経由して伝わったことの可能性を述べている[7]。

欧州では，この時期に内科医の Quincke や外科医の Bier が腰椎穿刺による薬物投与について報告している。ここでは両腸骨陵の結合線がおよそ第3，4腰椎間を通るので，その上かまたは下を穿刺点として選択するとしている。ただしそららの報告では「ヤコビー線」の名前は付されていない。

しかし，その後それを目にしたと推測されるフランスの外科医 Theodor Tuffier は腰椎穿刺による薬物投与を積極的に推進した。彼は論文の中で，「上体をまっすぐにした状態で両側腸骨陵（両側腸骨陵最高点ではない）を結んだ横断線は第5腰椎の高さを横切る」としている。彼の積極的な発表により両側腸骨陵の結合線は米国でさえ「ツゥフィエー線」として知られている。しかもここでは両側腸骨陵の結合線は第3，4腰椎の棘突起を通るのではなく第5腰椎の高さを横切るとしている点が注目すべきである。その後多くの論文や教科書が出版されているが，両側腸骨陵の結合線と腰椎棘突起の位置関係はさまざまである。

コラム8　脳脊髄液と局麻薬の鑑別

溶液中に糖が検出されれば前者，そうでなければ後者である。手術室にあるテステープで簡単に鑑別できるが，それでも実際行うとなると煩雑である。また脳脊髄液であれば体液なので温かく，生食であれば室温だが，これだけでの判別も難しい。

硬膜外針を皮膚と垂直に椎体横突起まで進めてから，一度硬膜外針を数cm引き戻し，再度，正中方向へ硬膜外針を振って進める方法を推奨する麻酔科医もいる。このアプローチをとる場合は，それらの進路にあたる部分を局麻する必要がある。これらの局麻の際に使用する適正量の局麻薬量を規定することは難しいが，局麻薬量が極端に多いと抵抗消失法を行った際の抵抗消失感の後，硬膜外針内筒を抜くと硬膜外針内腔に液体が戻ってくることがある。この場合には，脳脊髄液ではなく，最初の局麻薬である可能性もありうるので，見ただけでは鑑別が非常に難しくなる（**コラム8**）。

針の刺入および硬膜外カテーテルの挿入方法

❶ 棘間靱帯までの針操作

　穿刺は，前述のごとく正中法を第一選択とするのが一般的である。腰部の場合には多くが正中法で硬膜外腔に到達できるので，傍正中法で行う必要性は少ない。穿刺部の上下の棘突起をよく触れたうえで，棘間の中点またはそれより数mm尾側正中から背部皮膚面に垂直に片手で硬膜外針のハブまたは羽を包むように把持して，あるいは両手で硬膜外針のハブまたは羽を持って硬膜外針を進める。しかし一方で実は硬膜外腔へのアプローチは棘間正中の皮膚より数mm外側から後部硬膜外腔正中に向かった方が横突起間のスペースとしては広いので，完全な正中法で行ってみて上下どちらかの棘突起に当たってしまって黄靱帯を貫くことが困難な場合には，このように刺入点を少しだけ側方にずらすだけで案外簡単に硬膜外腔に到達できることもある。

　要は，大切なことは棘間正中の皮膚から針を刺入することでなく，最終的に硬膜外針を後部硬膜外腔正中に位置させることであり，そのような意味では結果的に傍正中法になっても問題はない。たまに針を途中まで進めた後，一生懸命自分の顔を硬膜外針の側面にもっていって針が皮膚に垂直，ベッドに水平になっているかを覗き込んでいる人がいるが，時として意味のないことであり，これにこだわるとかえって上手くいかない。

　そのように硬膜外針を進めていって，硬膜外針の抵抗が少しでも増えたらそれよりも針を進めることはいったん止める。この位置で硬膜外針の内筒を抜い

て，ハブの部分に生理食塩水（または空気）を満たしたガラスシリンジまたは抵抗消失法専用のシリンジを接続する。

2 抵抗消失法における生理食塩水または空気

　硬膜外腔の確認方法としては抵抗消失法が一般的である。抵抗消失法に用いるシリンジの内容として空気の方が抵抗消失感が分かりやすいという理由で，空気を用いることを好む施術者もいるが，硬膜外腔の確認を行う際，空気を用いた抵抗消失法では気脳，脊髄や神経根の圧迫，空気塞栓などの合併症以外に不適切なブロックレベルや放散痛が見られるため一般的には生理食塩水（生食）を用いるべきであるとされている。急性または慢性痛の患者に硬膜外麻酔を行った症例（空気で抵抗消失法を行った1,812人と生食で抵抗消失法を行った1,918人）を分析した研究では，硬膜穿刺が起きた，あるいは疑った症例は99

コラム9　用いる生食はどこまで許容されるか？

　必要のないものは生食といえどもなるべく入れないで，端から見ていても抵抗消失法のシリンジ内容がほとんど減らずに，触診で硬膜外針が硬膜外腔に入ったことが分かるとプロのようで格好いいかもしれない。確かに空気を用いた抵抗消失法を行っている場合には合併症を最小限にするために少しの空気も入れない心がけは必要である。しかし一方で，生食の場合は無理に注入される生食を必要最小限にする必要はないと思っている。ある程度硬膜外腔が生食で潤った方が硬膜外カテーテルの血管穿刺の確率が減少する可能性がある。ただしそれは注入する箇所が確実に硬膜外腔であることが前提である。棘間靱帯は均一な組織でないためシュードスペース（偽空間）を硬膜外腔と誤って生食を入れ過ぎると，硬膜外カテーテルが途中まで入って止まってしまうし，また再穿刺の際にかえって穿刺が困難となる。

　では硬膜外腔に注入された生食はその後の局所麻酔薬の効きや広がりにどのような影響を及ぼすであろうか。妊婦でもなく腰部硬膜外鎮痛でもないが，著者はこの点に関して調べてみた。予想されていたことだが，注入した生食が多いほど分離麻酔，すなわち痛覚低下範囲より知覚低下範囲が広くなった[10,11]（図12，13）。また抵抗消失法で用いた生食と局所麻酔薬の投与間隔が長いほど局所麻酔薬の広がりは抑えられることが分かった[12]（図14）。

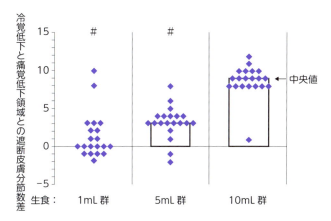

図12 胸部硬膜外麻酔において抵抗消失法に用いた生食（mL）が10分後に注入した1%メピバカイン12 mLの神経遮断効果に及ぼす影響（n=60）

冷覚低下域は3群同じだが，生食を10 mL入れると痛覚低下域が狭い。
#；p＜0.01 vs 10 mL群

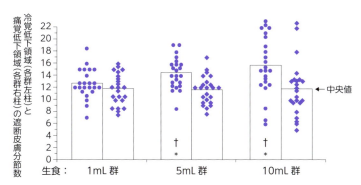

図13 胸部硬膜外麻酔において抵抗消失法に用いた生食（mL）が15分後に注入した1.5%メピバカイン10 mLの神経遮断効果に及ぼす影響（n=69）

高濃度局所麻酔薬では，その前の抵抗消失法で生食を多く入れると，冷覚低下域と痛覚低下域の差が広がるだけでなく，冷覚低下域そのものも広がる。
＊；p＜0.05 vs 同群の痛覚低下領域，†；p＜0.05 vs 1 mL群

症例であり，内訳は空気群51症例と生食群48症例であり，うち空気群32症例と生食群5症例で硬膜穿刺後頭痛が起きた。頭痛は生食群より発現が早く，持続が短かったが，CTを撮ってみると空気群では脊髄くも膜下にほとんどの

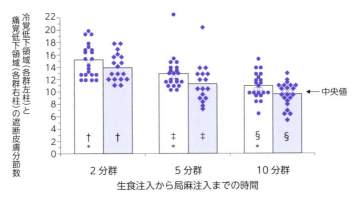

図14 胸部硬膜外麻酔において生食注入から1.5％メピバカイン8 mLを注入するまでの時間の違いが神経遮断効果に及ぼす影響（n＝69）
両者の投与間隔が開けば開くほど、冷覚低下域も痛覚低下域も狭くなる。
＊；p＜0.05 vs 同群の痛覚低下領域，†；p＜0.05 vs 5分群
‡；p＜0.05 vs 10分群，§；p＜0.05 vs 2分群

症例（30症例）に空気が見つかった[8]。この研究からも空気による抵抗消失法は一般的には望ましくないことが分かる。それでも空気による感覚を残したい場合には1 mL以内の空気を生食に混ぜ、硬膜外腔において抵抗が消失した瞬間にシリンジ内の空気をなるべく押し込まないようにして硬膜外針を進めるとよい。

ただし、脊髄くも膜下硬膜外併用鎮痛法における硬膜外腔穿刺の際には、著者は空気を好んで、しかし注意して用いている。その理由は、上記合併症のリスクの可能性は認めるものの、硬膜外穿刺に生食を用いた場合、それに続く脊髄くも膜下穿刺後に、脊髄くも膜下針（脊麻針）の内筒を抜いて脳脊髄液の逆流を確認する際、それが本当に脳脊髄液なのか、硬膜外腔確認のための生食なのか容易に判断しかねるからである。

このように著者の考えとして、硬膜外鎮痛の場合は生食を用いた抵抗消失法を第一選択、脊髄くも膜下硬膜外併用鎮痛法における硬膜外腔確認の際は空気を用いた抵抗消失法を第一選択としている。最近の総説でも生食と空気とでそれほど合併症に大きな違いがないため、鎮痛法によってそれぞれの利点が欠点を上回ると考える方法をとればいいと思っているからである[9]（**コラム9**）。

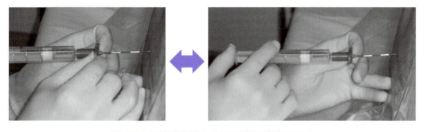

図15 抵抗消失法による硬膜外腔確認法1
硬膜外針を進める際に，ハブの羽を両手で持って数ミリ進め（右図），いったん，針を進めるのを止めて抵抗消失の有無を確認（左図），抵抗があればまた更に数ミリ進める（右図），また針を止めて抵抗消失を確認する（左図），といった操作を繰り返す方法。

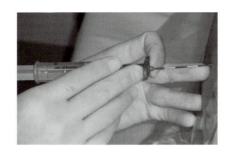

図16 抵抗消失法による硬膜外腔確認法2
両手で硬膜外針を一定の速度で進めながら，同時に右手で抵抗消失法を同時に適用する方法。

3 棘間靱帯から硬膜外腔までの針操作

　硬膜外針のベーベルは始めから頭側を向けて進める。硬膜外腔を確認した後にベーベルの向きを変えることは硬膜損傷の原因となるので行うべきでない。

　初心者が硬膜外針を進める際に，"ハブの羽を両手で持って数mm進め，いったん針を進めるのを止めて抵抗消失（硬膜外腔圧は個人差が大きいので抵抗低下が明らかである場合は抵抗の完全消失でなく多少の抵抗が残っていても硬膜外腔まで硬膜外針が達している場合も多い）の有無を確認，抵抗に変化がなければまたさらに数mm進める，また針を止めて抵抗消失（または低下）を確認する"といった操作を繰り返す場合も多い（図15）。しかし硬膜外針が数mm進むということは，針が黄靱帯穿刺位からさらに進んでしまっている可能性も大きいので，慣れてくれば両手で硬膜外針を一定の速度で進めるなかで組織の

感触を感じながら，同時に一方の手で抵抗消失法を適用して硬膜外腔を認識するべきであると思っている。抵抗の変化は片手母指で感知するとしても，その手の空いた指ともう一方の指，すなわち両手が硬膜外針の羽にかかっていることで硬膜外針が針の軸に沿って進みやすくなる（図16）。無理に，硬膜外針の片方の羽だけを指で押し進めようとすると，硬膜外針の羽に指がかかっている方向とは逆方向に針が曲がって進みやすい（図15右図）。

また，たまに抵抗消失用シリンジ内の生食をポンピングしながら圧をかけている人がいるが，これは間違いで，生食の入ったシリンジへは一定の圧をかけながら硬膜外針を進めるべきである。ポンピングしながら圧をかけて進めるのは空気が入ったシリンジの場合である。

慣れてくると棘間靱帯と黄靱帯とは明らかに針で感じる感触が違うことが分かる。前者は，サクサクした雪の感触であり，粗な組織を進む感じがするのに対して，後者は，針がミシミシと，まるで納豆を包む藁の中を進む感触で，密な組織を進む感じが分かる。ただし腰痛などの穿刺部になんらかの疾患がある場合，何度も刺し直している場合，局麻薬がすでに大量に注入されている場合など例外もあるので，感触だけで硬膜外針を進めるのはやはり危険であり，抵抗消失法を必ず併用するべきである。

4 脊髄くも膜下硬膜外併用鎮痛法の場合の脊麻針の運用

無痛分娩に対する脊髄くも膜下硬膜外併用鎮痛法の場合は，一カ所穿刺法を用いることは前述のごとく（p.13 参照）である。ここで用いる脊麻針は，先端の形状によりカッティング針（クインキ針）とペンシル型針（スプロット針またはウィタカー針）がある。前者は硬膜の穿刺が鋭く，脳脊髄液の逆流も比較的速いが，硬膜穿刺後頭痛（脊麻後頭痛，postdural puncture headache：PDPH）およびそれによる硬膜外血液パッチの必要な症例の発生率が高いことを考慮すると，むしろペンシル型針（25 G より細いもの）を用いるべきである。このペンシル型の針の場合には針先端から薬液流出口までが1.5〜2.0 mm程度あるので，理論的には硬膜穿刺感覚部位より若干進める気持ちで針先を停止させるとよいと書かれた教科書もあるが，あまり意識しすぎるとかえって失敗のもととなる。ペンシル型針はカッティング針より先端が鈍であるために，穿刺直前に硬膜をテント状に押しやった後に穿刺されるので，硬膜穿刺感覚があった時にはすでに薬液流出口が十分脊髄くも膜下腔に収まっていることも多

いのではないかと考えている（図 17）。

　脊麻針の硬膜穿刺感覚を得た後は，脊麻針がその位置から動かないようにすることが脊髄くも膜下鎮痛を成功させるひとつの鍵となる。そのために製品によっては，脊麻針が硬膜外針にロックされるように工夫されているものもあるので，そちらがお勧めである。そうでない場合には，左手全体を妊婦の背部に固定させたうえで，左指で脊麻針をしっかり支えた状態で，薬物の入ったシリンジを脊麻針のハブに接続する。この時にハブの部分の空気を注入しないよう注意を要する。脊麻針が細いので脊麻針のハブ全体に脳脊髄液が満たされるまでひたすら待つか，待つ余裕がないような緊急時には，薬物の入ったシリンジから一滴薬物をハブの部分に垂らして，ハブの死腔部分を薬物で埋める。または薬物の入ったシリンジに清潔な細い注射針をつけて，その針先を脊麻針のハブの中にいれて死腔を薬物で満たす。薬物注入後は，脊麻針を抜いて，硬膜外カテーテルの挿入操作を行う。脊麻針を抜いた時に硬膜外針のハブに液体が若干戻ることもあるが，多くは細い脊麻針で穿刺した硬膜からの脳脊髄液の漏れであることが多いが，その後はこのことを踏まえて常に硬膜外針や硬膜外カテーテルによる硬膜穿刺の可能性も念頭に管理する。

　脊麻針挿入に際して，妊婦が放散痛を訴えた場合には脊麻針を 1 mm 以内で引き戻し，放散痛が消失し，なおかつ脳脊髄液の逆流が十分であることが確認できれば薬物を注入することは可能である。しかし放散痛が少しでも残存する場合には硬膜外穿刺から手技をやり直す。脊麻針穿刺後に脊麻針のハブ内に脳脊髄液の逆流はあるが，それを吸引できない場合がまれにある。多くの場合，馬尾などの脊髄くも膜下腔内の神経組織と脊麻針の開口部が接触していることが原因と考えている。ペンシル型針の場合は，脊麻針を注射器と一緒に徐々に回転させることで，脊麻針の開口部を接触部から離れた位置にもっていくと吸引できることもあり，その場合はその位置で注入可能である。脊麻針を回転させて吸引できることを期待しているが，個人的には仮にそれで吸引できなくとも経過中放散痛がなければ薬物を注入している[13]）。

5 硬膜外カテーテルの挿入（コラム 10）

　硬膜外カテーテルは，ただカテーテルを硬膜外腔へ留置しさえすればうまく効くわけではない（コラム 11）。理想的には，硬膜外腔の背側正中に位置させることができるとよい。ところが，硬膜外腔の背側正中から針がずれた位置

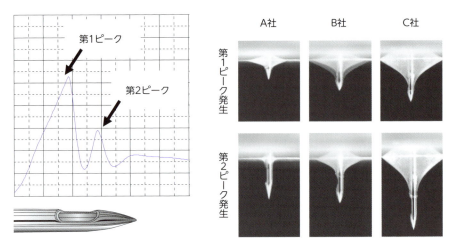

図 17 25 G ペンシル型脊麻針による硬膜疑似フィルム膜穿刺時の圧パターンと穿刺の様子
（ユニシス社提供の図を改変）

コラム⑩　硬膜外カテーテルの挿入の極意

　硬膜外腔の血管を損傷しないで硬膜外カテーテルを進めることが大切であることはさまざまな箇所で述べた。しかしではどのようにしたらその確率を減らすことが可能なのであろうか。ここでは硬膜外カテーテルの進め方について言及したい。
　そもそも動静脈や脂肪が張り巡らされた不均一な組織に硬膜外カテーテルを進めていこうとするのだから一定の圧で進めても一定の抵抗で進んでいくわけはない。それを一定の圧で一定の速度で無理をしてまで押し進めれば血管壁は断裂し，時に血管内に迷入，時に損傷して脇を進んでいく。一度それを起こせば，起こさない時より効きは悪くなる。そうならないよう進めるには血管が呼吸とともに拡張収縮しているのを利用すればよい。血管径が呼気時に細くなった時に進めて，吸気終末に最大径となる時には無理にすすめないよう気をつける。要は一定の速度で硬膜外カテーテルを進めるのでなく，抵抗がある時は，一呼吸のサイクルの間で抵抗が一番少ない時を見計らって硬膜外カテーテルを進める，それでも駄目なら硬膜外カテーテルを押している手をいったん緩めて若干引き戻すくらいの気持ちで再度進め直す操作を行う。これを繰り返しているうちにより抵抗が少なく硬膜外カテーテルが進むタイミングを見つけるのである。

で抵抗の変化を捉えて，そこで硬膜外カテーテルを挿入すると，水平面では硬膜外カテーテルは腹外側の硬膜外腔に迷入しやすく，片側に偏った神経遮断効果を起こしやすくなる（いわゆる"片効き"）。手術麻酔では仮に硬膜外カテーテルが多少腹外側の硬膜外腔に向かった結果，片効きになっても，注入量を増やすことで両側の硬膜外腔に薬物が広がりうるが，局所麻酔薬に対する安全域が非妊婦と比べて低い妊婦に対して安易にこのような方法を行うことは賛成しかねる。妊婦では局所麻酔薬中毒を起こせば母体のみならず，胎児にまで悪影響を及ぼすことを頭に入れておく必要がある。また実際には妊婦では硬膜外腔の血管が怒張していること，また脂肪組織の増加があるため，カテーテルが向かった方向とは半体側への薬液の広がりは非妊婦と比較して妨げられやすい。これらのことから中途半端な位置にカテーテルを留置しておくことは望ましく

> **コラム⑪　硬膜外腔が分かったところは5合目？**
>
> 　抵抗消失法が得られると得意顔になる人がいるが，これで硬膜外鎮痛が成功したと思うのは浅はかである。理論的には硬膜外針が背側硬膜外腔の正中をとらえることと，硬膜外カテーテル先端が最終的に背側硬膜外腔の正中に留置されることが必要である。後者は妊婦の解剖学的要素に左右されることはいたしかたがない。しかし，抵抗消失法が得られてからが勝負！　と思う心がけが大切である。硬膜外カテーテルは硬膜外針を出た直後から硬膜外カテーテルが2cm程度進んだあたりが硬膜外カテーテルにもっとも進行方向への圧が伝わりやすい。硬膜外カテーテル留置の際に，カテーテルで硬膜外腔の静脈叢を損傷し，カテーテルが血管内に入るのは大抵この範囲内である。留置していく過程で抵抗が多少変化する場合も多く，それは硬膜外組織の不均一性ゆえやむを得ない場合もあるが，血管組織にあたっているのに無理矢理進めると血管内留置となる。この場合，プツンとした感覚をカテーテルを進める手に感じることも多い。また4cmを超えて抵抗があるにもかかわらず無理に進めれば，あらぬ方向に硬膜外カテーテルが撥ねられて左右どちらかに寄って進んでいったり，コイル状になる。もともと硬膜外針が背側硬膜外腔の正中を捉えていない場合には，硬膜外カテーテルは，腹側硬膜外腔に回り込んだり，椎間孔から逸脱する場合もある。その場合には，その後の局所麻酔薬の効果が著しく弱かったり，片効きの原因となる。

表2 妊婦の腰部に坐位屈位で4cm留置した硬膜外カテーテルが体位によって変化する長さ（cm）

	体格指数（kg/m^2）		
	<25（n=45）	25-30（n=116）	>30（n=92）
坐位屈位から坐位伸展位	0.23±0.17	0.33±0.28	0.38±0.30*
坐位伸展位から側臥位	0.48±0.41	0.51±0.41	0.69±0.68†
坐位屈位から側臥位	0.67±0.42	0.75±0.48	1.04±0.69†
坐位屈位から側臥位での移動幅	0-1.9	0-2.72	−0.11-4.28

注）＋方向はカテが硬膜外内部へ深く入る，−方向は逆に抜ける
＊：vs. <25群，†：vs. 他群（p<0.05）
(Hamilton CL, Riley ET, Cohen SE. Changes in the position of epidural catheters associated with patient movement. Anesthesiology 1997；86：778-84 より改変引用)

表3 妊婦に留置する硬膜外カテーテル長の差による合併症の発生頻度

(%)	2 cm (n=200)	4 cm (n=198)	6 cm (n=196)	8 cm (n=190)	全体 (n=784)	p
血管内迷入	5	6.5	5.5	14†	8	<0.001
片効き	3.5†	13.5	13.5	9	10	0.003
カテーテル変位	8	1.5	1	0	3	<0.001

(D'Angelo R, Berkebile BL, Gerancher JC. Prospective examination of epidural catheter insertion. Anesthesiology 1996；84：88-93 より改変引用)

ない。そのために非妊婦以上に背側正中の硬膜外腔を捉える技術が必要とされる。そのためには
　①体位をきちんととること，すなわち側臥位であっても坐位であっても体幹の冠状面がベッドと垂直になるようにすること，
　②棘突起間が脂肪などで触れにくい場合には，前述のごとく超音波装置などを用いてプレスキャンして，針の侵入経路を確認し，その経路上での硬膜外腔までの到達距離の計測を行っておくとよい。
　硬膜外カテーテルの血管迷入を避けるために用いるカテーテルに関しては，あるシステマティックレビューによると，先端の開口部が多孔式のものより単孔式のもの，ポリアミド（ナイロン）製の硬膜外カテーテルよりカテーテル周囲にワイヤーが巻かれているポリウレタン製のものがよいとの結果を得ている[14]。ただし単孔式のものより多孔式のものに血管迷入が多いと判断された理由は，ひょっとすると単に多孔式の方が血液の逆流を感知しやすかっただけで，血管内への迷入率はそれほど変わらないかもしれない。

このようにして一般的には4 cm程度硬膜外腔に硬膜外カテーテルを留置する。ただし肥満妊婦では体位によるカテーテルの変位が大きいので5～6 cm程度の方が安全である（表2）[15]。分娩までの時間が短い，例えば子宮口が全開していて数時間以内に産まれそうな時は硬膜外カテーテルの留置長は短めに，逆に分娩までの時間が長いことが予想される場合や帝王切開術の確率が高い症例では多少深い方が融通が利くかもしれない。深く留置すれば神経遮断の左右差が大きくなりやすいし，浅すぎると自然抜去の確率が高くなることも念頭に，

コラム⑫　日本人妊婦の坐位における皮膚から硬膜外腔，さらに脊髄くも膜下腔までの距離について[17]

　一般に側臥位と坐位では後者の方が皮膚～硬膜外腔までの距離は短いが，日本人の硬膜外腔までの距離のデータは側臥位のものがほとんどである。そこで著者の施設において妊娠35週以降で，区域麻酔下に無痛分娩を希望する日本人妊婦を対象とし，坐位で硬膜外穿刺（計230人）またはくも膜下穿刺（計153人）を行い，その時の針の長さを計測することで皮膚から硬膜外腔まで，または硬膜外腔から脊髄くも膜下腔までの距離を分析した。皮膚から硬膜外腔までの距離〔平均±標準偏差，（範囲）〕は38±6 mm（26～66 mm）であり（図18），硬膜外腔から脊髄くも膜下腔までの距離は5±2 mm（1～10 mm）であった（図19）。前者は体重およびBMIと相関を認めたが，後者は相関を認めなかった。

コラム⑬　血管穿刺した後の硬膜外鎮痛は効きにくい？

　硬膜外カテーテル留置や，まれに硬膜外腔穿刺の際に血管穿刺をすることがある。それ自体は留置し直したり，再穿刺すれば問題ないが，困るのはその後の局所麻酔薬の効果についてである。つまり血管穿刺の後に正しく留置された硬膜外カテーテルから注入した局所麻酔薬の効果が弱くなることである。そのためにも血管穿刺しないことを心がけるべきである。そのためには静脈叢が多い硬膜外腔側方を穿刺しないことや，抵抗感があるのに無理に硬膜外カテーテルを挿入しないことなどの基本手技を忘れてはならない。

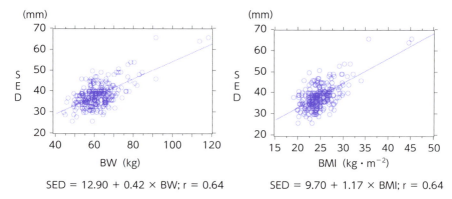

図18 皮膚〜硬膜外腔（黄靱帯腹側）間距離（skin-epidural distance；SED）と体重（BW）および体型指数（BMI）との相関（R：相関係数）

著者の施設における妊娠35週以降の日本人妊婦230人の坐位での結果。

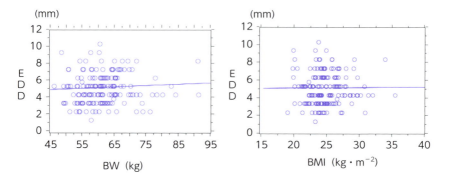

図19 硬膜外腔（黄靱帯腹側）〜硬膜間距離（epidural-dura mater distance：EDD）と体重（BW）および体型指数（BMI）との相関（R：相関係数）

著者の施設における妊娠35週以降の日本人妊婦153人の坐位での結果。

妊婦の分娩進行やリスクを考慮してカテーテルの留置長は4 cmを基準に多少短くしたり長くしたりしているのが臨床現場の現実である（表3）[16]。

【文 献】

1) Hamza J, Smida M, Benhamou D, Cohen SE. Parturient's posture during epidural puncture affects the distance from skin to epidural space. J Clin Anesth 1995；7：1-4.

2) Fernández Sdel R, Taboada M, Ulloa B, et al. Needle-induced paresthesiae during single-shot spinal anesthesia: a comparison of sitting versus lateral decubitus position. Reg Anesth Pain Med 2010; 35: 41-4.
3) Bahar M, Chanimov M, Cohen ML, et al. Lateral recumbent head-down posture for epidural catheter insertion reduces intravascular injection. Can J Anaesth 2001; 48: 48-53.
4) Bahar M, Chanimov M, Cohen ML, et al. The lateral recumbent head-down position decreases the incidence of epidural venous puncture during catheter insertion in obese parturients. Can J Anaesth 2004; 51: 577-80.
5) Vincent RD, Chestnut DH. Which position is more comfortable for the parturient during identification of the epidural space? Int J Obstet Anesth 1991; 1: 9-11.
6) Jacoby GW. Lumbar puncture of the ubarachnoid space. New York Medical J 1895; 6: 813-8.
7) 松木明知. V.「ヤコビー線」の謎. 日本における麻酔科学の受容と発展. 東京: 真興交易医書出版部; 2011. p.159-227.
8) Aida S, Taga K, Yamakura T, et al. Headache after attempted epidural block: the role of intrathecal air. Anesthesiology 1998; 88: 76-81.
9) Antibas PL, do Nascimento Junior P, Braz LG, et al. Air versus saline in the loss of resistance technique for identification of the epidural space. Cochrane Database Syst Rev 2014; (7): CD008938.
10) Okutomi T, Hoka S. Epidural saline solution prior to local anaesthetic produces differential nerve block. Can J Anaesth 1998; 45: 1091-3.
11) Okutomi T, Minakawa M, Hoka S. Saline volume and local anesthetic concentration modified the spread of epidural anesthesia. Can J Anaesth 1999; 46: 930-4.
12) Okutomi T, Hoka S. Saline-anesthetic interval and the spread of epidural anesthesia. Can J Anaesth 1999; 46: 935-8.
13) Pong RP, Gmelch BS, Bernards CM. Does a paresthesia during spinal needle insertion indicate intrathecal needle placement? Reg Anesth Pain Med 2009; 34: 29-32.
14) Mhyre JM, Greenfield ML, Tsen LC, et al. A systematic review of randomized controlled trials that evaluate strategies to avoid epidural vein cannulation during obstetric epidural catheter placement. Anesth Analg 2009; 108: 1232-42.
15) Hamilton CL, Riley ET, Cohen SE. Changes in the position of epidural catheters associated with patient movement. Anesthesiology 1997; 86: 778-84.
16) D'Angelo R, Berkebile BL, Gerancher JC. Prospective examination of epidural catheter insertion. Anesthesiology 1996; 84: 88-93.

17) 奥富俊之,斎藤美和子,外須美夫.日本人妊婦の座位における皮膚—硬膜外腔間距離および硬膜外腔—脊髄くも膜下腔間距離.日本臨床麻酔学会誌 26;260-5, 2006.

7

無痛分娩後の管理について
副作用の軽減に向けて

1 循環動態管理

　硬膜外鎮痛下無痛分娩では交感神経が遮断されるため，母体の血圧低下を招く[1]。特に鎮痛開始直後は母体血圧が大きく低下することがあるので注意を要する。妊娠中の子宮動脈は，胎児への効率的な酸素供給を果たすため最大限に拡張しており，子宮胎盤血流は自動調節能をもたない[2]。したがって，母体の血圧低下は子宮胎盤血流の低下，すなわち胎児への酸素供給低下に直結する。母体の循環管理が重要とされるゆえんである。しかし，ここでいう循環管理とは，最終的には胎児への酸素供給の維持を意味する。したがって，頻回の血圧測定によって母体低血圧の早期発見，早期治療に努めることは勿論，酸素供給を規定するほかの因子，すなわち，脈拍数，動脈血酸素飽和度のモニタリングも怠るべきでない。
　低血圧の早期発見には，そのタイミングを見逃さないように血圧を測定することが大切となる。血圧の測定間隔については，硬膜外鎮痛法の場合には，局所麻酔薬の効果発現までの所要時間を考慮すると，初回の鎮痛薬投与後30分は5分間隔が妥当と考えられる。30分〜1時間後までは10〜15分間隔，1時間後以降はおおむね1時間間隔で測定する。脊髄くも膜下硬膜外併用法を用い

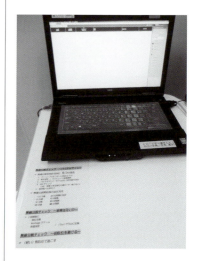

図1 PC台に貼付されたバイタルサインチェックシート（北里大学病院周産母子成育医療センター）

た場合は，硬膜外鎮痛法より頻回の血圧測定を行うべきであり，くも膜下投与直後の10分間は2〜3分間隔とすべきである。鎮痛確立後であっても，局所麻酔薬のボーラス投与15分程度は低血圧に注意する。PCAによるボーラス投与が行われている場合も，投与のタイミングで血圧測定を行うことが理想的である。

ちなみに著者の施設においては，無痛分娩管理を行うベッドサイドのPCをおいたテーブルに，バイタルサインのタイミングが新人助産師でも分かるように図1のようなメモシートを貼って注意喚起を促している。

血圧低下を予防するコツは，「妊婦は仰臥位にしない！」ことである[3]。硬膜外鎮痛薬を左右均等に広げるために，妊婦を仰臥位にして管理する施設もあるようだが，妊婦に血圧低下のリスクを負わせてまで仰臥位にするのはもってのほかである。局所麻酔薬の硬膜外腔への広がりに対する重力の影響はないとはいえないが，その影響はそれほど大きくなく，仮に重力の影響で神経遮断効果に左右差が生じた場合にはそのつど体位を変えればすむことである。

低血圧の早期治療は次のとおり行う。母体の収縮期血圧が鎮痛前の80%以下となった場合，または母体の収縮期血圧が90 mmHgを切るようであれば膠質輸液を200〜300 mL程度急速負荷するとともに，塩酸エフェドリンを4〜5 mg静脈内投与する。枕などを用いた下肢挙上も効果的である。
　硬膜外鎮痛下無痛分娩だけで胎児機能不全になるリスクはきわめて低いものの，理論的には母体の高度な低血圧は胎児心拍数の低下に繋がり，胎児が危険な状態になる。このため，硬膜外鎮痛下無痛分娩では連続胎児心拍数モニタリングが必須と考えて欲しい（第10章-2-2器械分娩率参照）。
　無痛分娩開始後には，胎児一過性徐脈を生じることがあるため注意を要する[4]。胎児一過性徐脈は，鎮痛効果が急で著しい場合ほど顕著にみられる。詳細な機序は不明であるものの，鎮痛によるカテコールアミン濃度の急激な減少が一因と考えられている。すなわち，カテコールアミンの1つであるアドレナリンは子宮収縮を抑制するβ作用を持つが，鎮痛によるカテコールアミン濃度の減少によって子宮の過収縮状態となるため胎児への酸素供給が極端に低下し，胎児一過性徐脈を引き起こす，というものである[5]。胎児一過性徐脈の頻度は4〜32%と報告によって大きく異なるが[6,7]，これは鎮痛開始時の疼痛レベルの違いによると推察されている。胎児一過性徐脈を引き起こしやすいとされるのは，鎮痛法の種類としては硬膜外鎮痛法より脊髄くも膜下硬膜外併用法[4,8]，使用薬物としては局所麻酔薬単独よりもオピオイド併用である[4]。無痛分娩開始後の胎児一過性徐脈によって帝王切開率は増加しない[7]とされ，そのためには胎児一過性徐脈に遭遇しても，慌てて緊急帝王切開術を決断しないことが肝要である。もし初回鎮痛確立後10〜30分以内に胎児一過性徐脈となった場合，まず血圧測定により母体低血圧の有無を確認し，マスクによる酸素投与や体位変換を行う。同時に子宮過収縮の有無を確認する。子宮過収縮状態が認められれば塩酸リトドリンを500 μgずつ静脈内投与する。この際，頻脈からくる動悸を訴える妊婦が多い。一過性の副作用である旨を伝えて不要な心配をかけないようにする。子宮過収縮が認められない場合には，母体低血圧を認めていなくても，塩酸エフェドリンを4〜5 mg投与して母体の心拍出量の増加と胎盤を介した胎児の心拍数の増加を促すことも有用である。

2 呼吸管理

　前述のごとく，分娩中は胎児への酸素供給の維持が重要である。そのための呼吸管理も忘れてはならない。硬膜外鎮痛下無痛分娩では意識があり，自然分娩と比べて呼吸は安定していることが多いので呼吸の観察がおろそかになりがちである。助産師は，鎮痛をしない自然分娩においては分娩進行の指標として呼吸の変化に敏感であるが，硬膜外鎮痛下無痛分娩となると呼吸に無関心となる。しかし，合併症の早期発見や鎮痛管理という面からも，呼吸状態の観察を疎かにすべきではない。具体的には気道の開通の有無，呼吸回数，呼吸パターン，呼吸苦など自覚症状の有無を観察する。高位脊髄くも膜下麻酔や全脊髄くも膜下麻酔では呼吸苦を訴えたり，呼吸停止に陥ることがある。軽い呼吸苦であれば酸素投与などですむ場合もあるが，その場合でも神経遮断域の経時的変化とともに症状の悪化が見られないか厳重に監視する必要がある。一方，自然気道で酸素化が保てない場合には鎮静下に気道確保（声門上器具や気管挿管）し，補助または人工呼吸の必要が生じる。

　また呼吸状態を細やかに観察することにより，妊婦が訴えるより前に急な疼痛の増強に気づくことができる。

3 代謝管理（水分管理/排尿/体温管理）

　経腟分娩を目指していても，すべての妊婦が経腟分娩を達成できるとは限らない。すべての分娩に緊急帝王切開術の可能性があることを考えると，分娩経過中は禁飲食としたい。しかし，分娩経過が非常に長い妊婦がいることを考慮すると分娩中の清澄水（特に経口補水飲料）は，1回量100 mL以内であれば許可してもいいと考えている。

　排尿に関しては，定期的な導尿が望ましい。尿意だけに頼ると，硬膜外鎮痛による感覚低下や排尿障害のため膀胱充満を見逃すことがある[9]。膀胱の過伸展は産後の排尿障害のリスクとなり，危険である。膀胱カテーテルに関しては，頻回の体位変換により膀胱カテーテルと組織の摩擦が原因の血尿を来しやすい。面倒でも2時間ごとにネラトンカテーテルで導尿するとよい。

硬膜外鎮痛下無痛分娩では，約20%の症例において母体体温の上昇を経験する。特に分娩経過が4時間を超えるような症例でよくみられる[10]。機序として，非鎮痛時に見られる頻呼吸が無痛分娩では見られないこと（熱の放出の抑制），鎮痛による下半身の交感神経抑制に伴う相対的な上半身の交感神経亢進と，その結果としての体温中枢のリセットなどが示唆されていたが，その後，子宮内感染との関係が長い間懸念され，議論の対象となっていた。子宮内感染は新生児敗血症の原因となるためである。現在では母体血清中の炎症性サイトカイン（IL-6，IL-8）の上昇がみられることから，非感染性炎症と関連した発熱であることが有力な説である。さらに最近の研究では，分娩そのものは炎症反応であるが，硬膜外鎮痛に用いる局所麻酔薬がさらにミトコンドリアの毒性から細胞障害を引き起こすことでその炎症反応が助長されると推察している[11]。ただしいずれにしても母体発熱を理由に硬膜外鎮痛下無痛分娩そのものが危険であるとの考えは現時点でも否定的であるが，母体の高体温は胎児の高体温を招き，代謝亢進からアシドーシスを引き起こす可能性があるため，新生児にとっては好ましい症状とはいえない[12]。

　著者の施設で硬膜外鎮痛下無痛分娩を行った妊婦のうち，鎮痛時間が8時間を超える症例を抽出し，使用したブピバカインの濃度（0.125%，0.375%，0.5%）による違いを検討したが有意差は見られなかった（図2）[13]。体温の上昇はいずれの濃度でも硬膜外鎮痛開始8時間後には平均で約1℃上昇，また，38℃を超える症例が35〜47%あった。ただし硬膜外鎮痛中止後1時間でほぼ鎮痛前の体温に戻った。この研究で，各群の最高腋窩温と鎮痛時間との相関を検討したところ，0.5%ブピバカイン群では弱い正の相関が，他の2群では相関は見られなかった。

　これらのことから，硬膜外鎮痛下無痛分娩中は体温を常にモニターし，38℃を超えるような高体温の場合は，放置することなくクーリングなどの努力をすることが望ましい。また時として体温変化を伴わないシバリングが見られる妊婦もいる。シバリングそのものは生体が体温の低下を察知して，体温を上昇させようとする機序であるが，硬膜外鎮痛では上半身と下半身の末梢および中枢の体温のリセットが生じるので，それを敏感にキャッチした母体にシバリングという現象が生じるのかもしれない。このシバリングに対しては一般的には，オピオイドの静注などによって積極的に止める必要はないが，万が一，動脈血酸素飽和度の低下などによりシバリングによる母体酸素消費量の増加が懸念さ

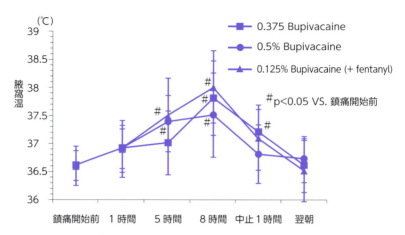

図2 局所麻酔薬濃度別の硬膜外鎮痛開始から中止,翌朝までの腋窩温の変化
値は平均±標準偏差．
(奥富俊之,天野 完,外 須美夫,ほか．硬膜外麻酔下に分娩を行った妊婦の体温(腋窩温)上昇における局所麻酔薬の差について．日本臨床麻酔学会誌 1999;19:474-8. より改変引用)

れるようであれば酸素投与も考慮する。また毛布などで体温低下を助長しないようにすることを考慮してもよいかもしれない。

4 疼痛管理

　鎮痛薬が持続的に投与されていたとしても，鎮痛範囲と鎮痛効果が一定に保たれるという保証はない。最低でも1時間ごとにそれらを確認すべきである。
　鎮痛効果が不十分な場合，硬膜外カテーテルが血管内へ迷入している可能性がある。吸引テストによって血液が吸引できないか確認し，陰性であったとしても血管内迷入を完全には否定できない。早期に硬膜外カテーテルの再挿入を決断すべきである。
　十分な鎮痛が得られている場合に，経過中に知覚神経遮断が強くなったり，運動神経遮断が起きたりすれば，硬膜外カテーテルの脊髄くも膜下腔や椎間孔への迷入を疑う。この場合も，硬膜外カテーテルより髄液の吸引テストを行うが，髄液が吸引できなくてもくも膜下腔迷入を完全に否定することはできない。そのような場合には同様の鎮痛を継続せず，一度作用が減弱するまで待っ

てから再度少量の局所麻酔薬を投与して，投与に見合った神経遮断効果が得られるか確認する。同様の強い遮断が出現するようなら硬膜外カテーテルの再挿入を決断した方が望ましい。

いずれにせよ，必要以上の強い神経遮断は無痛分娩後の神経障害（第9章-5 無痛分娩による神経障害参照）のリスクとなる。したがって1時間ごとに鎮痛効果と下肢の動きを観察し，鎮痛薬の濃度と容量を調整すべきである。

硬膜外無痛分娩を行った約15％の症例で鎮痛が不十分であり，硬膜外カテーテルの再挿入など何らかの介入が必要となる[14]。このことからも，硬膜外カテーテルだけ留置して鎮痛薬を一定量注入しているだけでは，妊婦が求めている硬膜外鎮痛下無痛分娩を提供することはできないということがわかる。分娩進行に伴う疼痛増強に対する対応に関しては次章（第8章 無痛分娩開始後の疼痛増強について）を参照。

【文 献】

1) Simmons SW, Taghizadeh N, Dennis AT, et al. Combined spinal-epidural versus epidural analgesia in labour. The Cochrane database of systematic reviews 2012；(10)：CD003401.
2) Laird MR, Faber JJ, Binder ND. Maternal placental blood flow is reduced in proportion to reduction in uterine driving pressure. Pediatr Res 1994；36：102-10.
3) Preston R, Crosby ET, Kotarba D, et al. Maternal positioning affects fetal heart rate changes after epidural analgesia for labour. Can J Anaesth 1993；40：1136-41.
4) Mardirosoff C, Dumont L, Boulvain M, et al. Fetal bradycardia due to intrathecal opioids for labour analgesia：a systematic review. BJOG 2002；109：274-81.
5) Clarke VT, Smiley RM, Finster M. Uterine hyperactivity after intrathecal injection of fentanyl for analgesia during labor：a cause of fetal bradycardia? Anesthesiology 1994；81：1083.
6) Gambling DR, Bender M, Faron S, et al. Prophylactic intravenous ephedrine to minimize fetal bradycardia after combined spinal-epidural labour analgesia：a randomized controlled study. Can J Anaesth 2015；62：1201-8.
7) Abrao KC, Francisco RP, Miyadahira S, et al. Elevation of uterine basal tone and fetal heart rate abnormalities after labor analgesia：a randomized controlled trial. Obstet Gynecol 2009；113：41-7.
8) Hattler J, Klimek M, Rossaint R, et al. The effect of combined spinal-epidural versus

epidural analgesia in laboring women on nonreassuring fetal heart rate tracings : systematic review and meta-analysis. Anesth Analg 2016 ; 123 : 955-64.
9) Kuipers PW, Kamphuis ET, van Venrooij GE, et al. Intrathecal opioids and lower urinary tract function : a urodynamic evaluation. Anesthesiology 2004 ; 100 : 1497-503.
10) Douma MR, Stienstra R, Middeldorp JM, et al. Differences in maternal temperature during labour with remifentanil patient-controlled analgesia or epidural analgesia : a randomised controlled trial. Int J Obstet Anesth 2015 ; 24 : 313-22.
11) Sultan P, David AL, Fernando R, et al. Inflammation and Epidural-Related Maternal Fever : Proposed Mechanisms. Anesth Analg 2016 ; 122 : 1546-53.
12) Lieberman E, Cohen A, Lang J, et al. Maternal intrapartum temperature elevation as a risk factor for cesarean delivery and assisted vaginal delivery. Am J Public Health 1999 ; 89 : 506-10.
13) 奥富俊之,天野 完,外須美夫,ほか.硬膜外麻酔下に分娩を行った妊婦の体温(腋窩温)上昇における局所麻酔薬の差について.日本臨床麻酔学会誌 1999 ; 19 : 474-8.
14) Pan PH, Bogard TD, Owen MD. Incidence and characteristics of failures in obstetric neuraxial analgesia and anesthesia : a retrospective analysis of 19,259 deliveries. Int J Obstet Anesth 2004 ; 13 : 227-33.

8 無痛分娩開始後の疼痛増強について

　硬膜外鎮痛の方法によっては効いていたはずの硬膜外鎮痛が効かなくなることはよくあることである。一般的には陣痛は分娩進行とともに強くなるので，鎮痛が必要最小限であればむしろ当然とさえいえる。しかしそれ以外の要因，すなわち疼痛レベル（範囲と強度）の変化も時間とともに起こるので疼痛を鑑別し適切に判断する必要がある。レスキュードースとして使用する薬物パターンと主たる使用目的は表1に示すごとくさまざまである。実際にどのような疼痛レベルの状態の時にどう対処するかを単純化したものが図1である。

表1　無痛分娩開始後の疼痛増強時にレスキュードースとして用いる薬物の種類と使用目的

	薬物	使用目的
A	①局所麻酔薬（ブピバカイン，ロピバカイン，レボブピバカイン）単独	麻薬の追加使用の回避
B	①＋フェンタニル	維持薬物の使用
C	②局所麻酔薬（リドカイン）単独	早い作用発現を期待
D	②＋炭酸水素ナトリウム（メイロン®）	迅速な作用発現＋鎮痛作用増強期待
E	②＋炭酸水素ナトリウム（メイロン®）＋アドレナリン	早い作用発現＋強い鎮痛作用増強期待
F	②＋フェンタニル	早い作用発現＋確実な鎮痛作用増強期待
G	フェンタニル（＋生理食塩水で希釈）	局所麻酔薬の副作用を回避して鎮痛

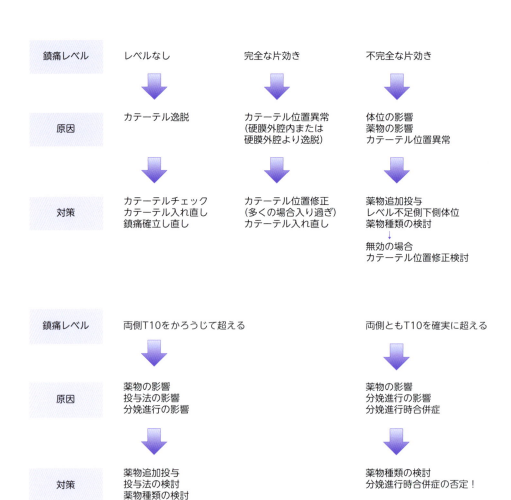

注）分娩進行時合併症とは、子宮破裂、常位胎盤早期剥離、HELLPなどを指す。

図1 それまで効いていた硬膜外鎮痛が効かない時の対処法

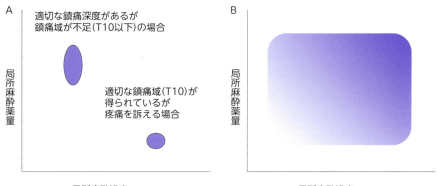

図2 妊婦が疼痛を訴えた場合の追加投与の局所麻酔薬の濃度と量の組み合わせの理論（A）と実践（B）

1 鎮痛範囲が胸髄10（T10）の皮膚のデルマトール領域より狭くなる場合

　それまでと同じ溶液（オピオイド添加の局所麻酔薬を使用している場合には，それを用いてもいいが，オピオイドを追加投与したくない場合には，局所麻酔薬濃度はそれよりも若干高濃度のものを使用する必要がある，例えば0.1％ロピバカインに2μg/mLのフェンタニルを用いていた場合は，0.12～0.15％のロピバカイン）を用いて3～6 mLずつを目標とする胸髄10（T10）の皮膚のデルマトール領域より頭側に広がるように1～2回追加する（図1）。

　著者の施設では硬膜外鎮痛の維持局所麻酔薬は0.08％レボブピバカイン，または0.08％ロピバカインを用いているが（コラム14），これらに対して鎮痛範囲を広げるための局所麻酔薬は，0.12～0.15％の濃度のものを5～8 mL用いている。通常は1回のみの投与で目的が達成可能である。

2 必要な鎮痛範囲〔胸髄10（T10）の皮膚のデルマトール領域以下の鎮痛〕がすでに得られている場合

　使用局所麻酔薬濃度の1.5～2倍程度の高濃度の局所麻酔薬（例えば0.1％ロ

コラム14　局所麻酔薬 0.08％の意味

　これまでの研究では，無痛分娩に必要とされるロピバカインおよびレボブピバカインの最小必要局所麻酔薬濃度（minimum local analgesic doses：MLAC）は，それぞれ 0.09〜0.10％および 0.08〜0.09％程度と報告されているものが多い（図3)[1〜3]。しかしこれは局所麻酔薬単独で使用した場合であって，麻薬を併用した場合はこの濃度は極端に低下する[4]。したがって，麻薬を併用するかしないかで局所麻酔薬の濃度はかなり違うことをまず認識すべきである。

　著者が 2013 年の学会で無痛分娩における局所麻酔薬の使用方法の詳細を公開したころからあちらこちらで無痛分娩に用いる局所麻酔薬は 0.08％で行うという施設が増えたように感じている。たまたまかもしれないし，そうでなくてもそれはそれでまったく結構なことである。しかし，局所麻酔薬の濃度はそれぞれの施設の管理方針や妊婦の要望に合わせて行うべきであり，一律に 0.08％で行えば無痛分娩が上手くいくわけでもないことを知っておくべきである。

　ちなみに著者の施設で局所麻酔薬濃度がフェンタニル併用であるにもかかわらず，これまでの研究の MLAC に近い値になった経緯はきちんとした論文にまとめてはいないものの，MLAC を求めることを日常臨床で積み重ねた結果行き着いた値である。しかし，その場合の第一目標は有効な鎮痛効果でなく，歩行可能な局所麻酔薬濃度を目標としていた。過去の研究では運動神経遮断を目標とした MLAC は，ロピバカインおよびレボブピバカインでそれぞれおおよそ 0.5％[5]，0.3％[6]と高い。しかし日本人は運動神経遮断効果が強く出現するためか濃度をかなり下げないと歩行可能とならない。一方，鎮痛に関しては濃度を 0.08％までなら下げても大丈夫なことも多い。それゆえ，その濃度に落ち着いたというわけである。もちろん子宮収縮薬を使用した分娩（促進または誘発分娩）では自然陣発のみで経過を追う分娩よりも疼痛がかなり強く，追加でやや高濃度局所麻酔薬が必要となる妊婦がいることも事実である。したがって，歩行にこだわらなければ子宮収縮薬を使用した計画的な分娩ではもう少し高い 0.1％で維持してもよいかもしれないし，自然陣発で経過を追う場合はもっと低い濃度の方が適切かもしれない。ただしこれらはあくまでフェンタニル併用下が前提である。

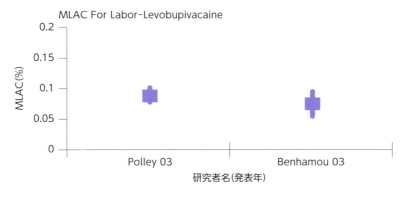

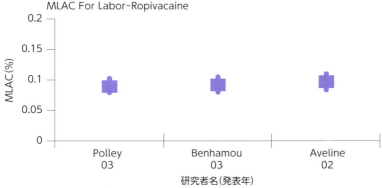

図3 無痛分娩に必要とされるロピバカインおよびレボブピバカインの最小必要局所麻酔薬濃度（MLAC）

ピバカインに 2 µg/mL のフェンタニルを用いていた場合は，やや高濃度，すなわち 0.15〜0.2％のロピバカイン）を少量（3〜6 mL）1回使用する（図1）。

しかし，図2A のような2パターンの投与濃度と投与量を知っていても現実はうまくいかないことも多い。図2B のように局所麻酔薬の投与濃度と投与量とを自由に組み合わせるつもりで工夫する必要があることを知っておくべきである。また，必要な鎮痛範囲を"胸髄10（T10）の皮膚のデルマトール領域までの鎮痛"として分けたが，実際に特に分娩早期ではT11領域以下の鎮痛でも十分な妊婦もいれば，逆にきちんとT9程度まで効果が出ていないと疼痛を訴える妊婦がいることも事実である。

3 鎮痛範囲が狭くなるひとつの因子としての持続注入

　シリンジポンプなどの注入器を用いて注入速度を 10 mL/時などに設定した場合，時間経過とともに鎮痛範囲が狭くなることはよく知られている。しかしこれも個人差が大きい。持続注入量を 12 mL/時に増やして対応しようとする場合もよくあるが，この対応が有効であることは少ない。同様に範囲が広すぎた場合も持続注入量を極端に減らすことは必要ないと考えている。万が一呼吸抑制が懸念されるほど広がった場合には，一度注入を停止して，カテーテルの脊髄くも膜下迷入や硬膜下迷入がないか確認，呼吸抑制が完全に消失してから再開すべきである。再開時の対応としては 5〜8 mL 程度の単回投与が必要となる。持続注入による鎮痛範囲の狭小化を器械式のポンプで解決しようとした投与モードが，programmed intermittent bolus（PIB）といわれる方法で，持続投与の有無に関わらず 30 分〜1 時間程度ごとに 1 回 5〜10 mL の単回投与を行うことができる。

　持続注入に加えて単回投与が度重なり，局所麻酔薬の総量が多くなる懸念が生じる症例では，一度持続注入を止めて，疼痛出現時に単回投与だけで手動で対応していき，本当に時間当たりどれくらいの局所麻酔薬が必要か検討するとよい。時間当たりの局所麻酔薬総容量が 20 mL を超えるような頻回の単回投与が必要となる場合は硬膜外カテーテルが適切な位置に留置されていないと判断し，硬膜外カテーテルを 0.5〜1.0 cm 引き抜いて再度薬液注入するか，さもなければカテーテルの入れ替えを検討する。

4 分娩後半に必要な鎮痛範囲が得られているのに疼痛を訴える場合の要因

　子宮口開大が急に進んだか，胎児先進部が急に下降/骨盤に貫入してきたか，展退が進んだか，児の回旋が悪い状態で分娩が進行しているかなどが考えられ，今後の分娩時間を予想しての対応が必要である。疼痛状況時に経産婦がすでに子宮口全開しているのに，同濃度の局所麻酔薬を漫然と追加していると肝

心の出産時に痛いままで，しかも努責が上手くできないということもありうる。また局所麻酔薬中毒を恐れるあまり低濃度の局所麻酔薬を使い続けて陣痛が迅速にコントロールできないこともあれば，極端に高濃度の局所麻酔薬を使用したことにより作用発現は早くなるが逆に運動神経まで遮断してしまって努責がかけられなくなることもある。このような場合に著者がよく用いる方法は，8.4%炭酸水素ナトリウム（メイロン®）を局所麻酔薬総量の 1/10 程度添加した 0.3%前後のリドカイン溶液の 5 mL 程度の注入である（表1D）。さらに，しばしばこの溶液にさらにアドレナリン 50〜100 μg（コラム 14）を鎮痛効果増強，仙髄領域の鎮痛効果増強のために添加している（表1E）。ただし一定以上の濃度のリドカインは運動神経遮断効果があり，さらにアドレナリン単独でも運動神経遮断作用が発現するので，これらの溶液の使用には十分注意/観察が必要で，むやみと使用/併用すべきではない（コラム 15）。

コラム15　アドレナリン添加の意味

作用発現を早めるために 8.4%炭酸水素ナトリウム（メイロン®）を局所麻酔薬総量の 1/10 程度添加した局所麻酔薬溶液を使用することがあることはよく知られている。しかしこれにアドレナリンを添加することはあまり一般的ではない。炭酸水素ナトリウム（メイロン®）だけでなく，アドレナリンを通常の無痛分娩時の効果不十分な時のレスキュードースとして使用するようになったのは，以前一緒に勤務していた先生が転任先で行った研究によるころが大きい。彼らの研究は妊婦対象ではないが，腰椎 4/5 または腰椎 5/仙骨 1 棘突起間で硬膜外穿刺し，硬膜外注入した薬物の違いによる差が示されている。それによると，仙髄領域の疼痛閾値は 2%リドカインに炭酸水素ナトリウムやアドレナリンを添加した溶液で高かった（図4）[7]。さらに対照として高濃度ロピバカイン（1%溶液）を用いるよりもむしろ 2%リドカインに炭酸水素ナトリウムやアドレナリンを添加した溶液で疼痛閾値の上昇が高かった（図5）[8]。これらの結果は，硬膜外カテーテル留置後の初回薬物投与の検討であるため，硬膜外無痛分娩のように持続注入や疼痛時の単回投与を繰り返している経過中に発生した疼痛の増強とは背景が異なるが，実際に無痛分娩の経過中にも，そして必ずしも仙髄領域に限らず疼痛閾値を上昇させるという目的で応用できる結果といえよう。

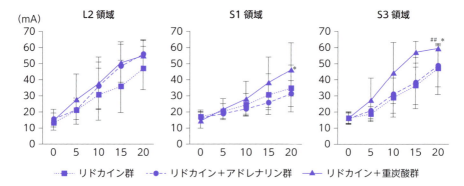

図4　各皮膚デルマトーム上の感覚閾値

閾値が高いほど強い遮断効果が得られている。横軸は硬膜外腔への麻酔薬投与後の時間（分）。
＊：p＜0.05，対リドカイン＋アドレナリン群，##：p＜0.01，対リドカイン群
(Arakawa M, Aoyama Y, Ohe Y. Block of the sacral segments in lumbar epidural anaesthesia. Br J Anaesth 2003；90：173-8 より改変引用)

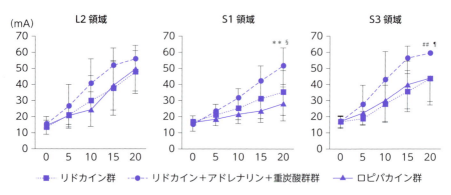

図5　各皮膚デルマトーム上の感覚閾値

閾値が高いほど強い遮断効果が得られている。横軸は硬膜外腔への麻酔薬投与後の時間（分）。
§：p＜0.05，対リドカイン群，＊＊：p＜0.01，対ロピバカイン群，
##：p＜0.01，対リドカイン群，¶：p＜0.05，対ロピバカイン群
(Arakawa M, Aoyama Y, Ohe Y. Efficacy of 1% ropivacaine at sacral segments in lumbar epidural anesthesia. Reg Anesth Pain Med 2003；28：208-14 より改変引用)

　一方，分娩までの時間が長い場合には，運動神経遮断効果がリドカインと比べて少なく作用時間の長いブピバカイン，レボブピバカイン，ロピバカインを用いる。

　また局所麻酔薬の追加が重なり運動神経遮断が生じて下肢が動かしにくい，鎮痛範囲は得られている，でも痛い，これ以上の局所麻酔薬はたとえ低濃度で

あっても運動神経遮断を増強する懸念がある。そのような場合には，持続注入や単回投与の局所麻酔薬の濃度を再考するとともに，現在訴えている疼痛に対しては生理食塩水で総量 5 mL 程度にしたフェンタニル 50 μg を硬膜外投与（2 回まで）することを勧めたい（表 1G）。一度鎮痛が得られた後の局所麻酔薬濃度は 0.08％レボブピバカイン，または 0.08％ロピバカインである限りしびれは生じても運動神経遮断の程度としては Bromage 0 であると考えている。むしろ運動神経遮断の原因は，それより追加単回投与した高濃度のレボブピバカ

> **コラム⑯　硬膜外腔はゴミ箱ではない！**
>
> 　硬膜外鎮痛が効かないときの対処法を細かく覚えても，完全に効くと自信がない時は，硬膜外カテーテルからいろいろな薬物を注入してはならない。「最初は効いていました」とか，「先ほどまでは完璧でした」というのは言い訳でしかない。産科麻酔を勉強しましたとばかり，いろいろな薬物を安易に駆使する研修医がいるが，硬膜外カテーテルからの効かない薬物注入は，薬物をゴミ箱へ捨てているのと同じことであることを肝に銘ずるべきである。
>
> 　硬膜外カテーテルは血管内や脊髄くも膜下腔への迷入の可能性があるので，注入の度に吸引テストを行い，血液や脳脊髄液が吸引されないことを確認して，少量分割投与すべきであるということは産科麻酔の教科書ではよく述べられている。であるとすると硬膜外カテーテルというものは最初に留置した状況とは常に変わりうるということである。効きが変化したときは，血管内や脊髄くも膜下腔への迷入を否定することはもちろん，時として留置の深さが変わっていないかのチェックもすべきである。また分娩初期には何となく効いていても進行とともに極端に痛がる場合には，それまで使用していた薬物と違うものを注入する前に，まずその硬膜外カテーテルが使いものになるか自問自答する必要がある。いい加減に留置した硬膜外カテーテルでも分娩初期の痛みは誤摩化せるかもしれないが，その硬膜外カテーテルが最後まで使えるかどうか分からず，いわんや緊急帝王切開術になって，"硬膜外麻酔をしようとして大量の局所麻酔薬を使っても効かず"慌てる可能性がないとはいえない。麻酔を脊髄くも膜下麻酔や全身麻酔に変更することで手術は事なきを得ても，硬膜外腔投与だと思って大量投与していた局所麻酔薬の全身吸収の結果，手術終了後に遅延性の局所麻酔薬中毒を起こしては目も当てられない。

インまたはロピバカインが原因であると考え，この単回投与の局所麻酔薬の濃度を減らすとよい．

また分娩進行時には子宮破裂，常位胎盤早期剥離，HELLP症候群の増悪も起こりうるので，その場合は緊急帝王切開術への備えも必要である．観察を怠り，それらの合併を否定しないで漫然と無痛分娩の維持をしていると痛い目にあう．

【文　献】

1) Benhamou D, Ghosh C, Mercier FJ. A randomized sequential allocation study to determine the minimum effective analgesic concentration of levobupivacaine and ropivacaine in patients receiving epidural analgesia for labor. Anesthesiology 2003；99：1383-6.
2) Polley LS, Columb MO, Naughton NN, et al. Relative analgesic potencies of levobupivacaine and ropivacaine for epidural analgesia in labor. Anesthesiology 2003；99：1354-8.
3) Aveline C, El Metaoua S, Masmoudi A, et al. The effect of clonidine on the minimum local analgesic concentration of epidural ropivacaine during labor. Anesth Analg 2002；95：735-40.
4) Boulier V, Gomis P, Lautner C, et al. Minimum local analgesic concentrations of ropivacaine and levobupivacaine with sufentanil for epidural analgesia in labour. Int J Obstet Anesth 2009；18：226-30.
5) Lacassie HJ, Columb MO, Lacassie HP, et al. The relative motor blocking potencies of epidural bupivacaine and ropivacaine in labor. Anesth Analg 2002；95：204-8.
6) Lacassie HJ, Habib AS, Lacassie HP, et al. Motor blocking minimum local anesthetic concentrations of bupivacaine, levobupivacaine, and ropivacaine in labor. Reg Anesth Pain Med 2007；32：323-9.
7) Arakawa M, Aoyama Y, Ohe Y. Block of the sacral segments in lumbar epidural anaesthesia. Br J Anaesth 2003；90：173-8.
8) Arakawa M, Aoyama Y, Ohe Y. Efficacy of 1% ropivacaine at sacral segments in lumbar epidural anesthesia. Reg Anesth Pain Med 2003；28：208-14.

9 母体合併症

1 局所麻酔薬の意図しない血管内注入

　硬膜外穿刺をした後，硬膜外針から直接局所麻酔薬を注入しない限り，局所麻酔薬の意図しない血管内注入は硬膜外カテーテルから薬物を注入することで起こる。仮に硬膜外針から直接局所麻酔薬を注入することがあっても，注入前に血液の逆流があれば注入をしないので，そのような意図しない局所麻酔薬血管内注入はきわめて少ない。それに対して，硬膜外カテーテルから薬物を注入して起こる意図しない血管内注入は，注入前に血液の逆流がないと思っても起きうる。特に吸引圧が高い状態では，硬膜外カテーテル開口部が硬膜外腔の血管壁にくっついてしまうために，吸引しても血液逆流がないのに注入後，血管内注入となっている場合がある。したがって吸引はきわめて弱い圧で行うべきである[1]。できれば，注入口部分を穿刺部より低くして極低圧で吸引するとよい。

　テストドースと称して，少量の局所麻酔薬を注入することを勧める教科書もあろうが，少なくとも硬膜外鎮痛下無痛分娩法で用いるような局所麻酔薬を2〜3 mL仮に血管内注入しても中枢神経症状（耳鳴り，口周囲の違和感/金属味，呂律が回らない，意識レベルの変化，痙攣）や心毒性（不整脈や心停止）

などの中毒症状は起こさない[2]。どうしてもテストドースを行いたいならアドレナリン（10〜20万倍希釈）添加の局所麻酔薬を 2〜3 mL（アドレナリン 10〜15 μg）用いて心拍数の増加がないことを確認すべきである[3]。ただし陣痛により痛がっている妊婦では子宮収縮時にも血圧や心拍数の増加がしばしば見られるために鑑別が難しいこともある[4]。また，この際にしばしば用いられる 20 万倍アドレナリン入りリドカインは一時的であるにしろ分娩進行を遅らせることが示されているので[5]，それを念頭に分娩管理を行う。さらに分娩中は手術時とは違い，妊婦は体位を何度も変えるので，硬膜外カテーテルは一定の場所に留まらない可能性も高い。そうなると注入の都度テストドースが必要となる。これらを考慮すると，硬膜外鎮痛下無痛分娩では初回投与のみのテストドースはあまり現実的ではないことになる[1,6]。したがって硬膜外鎮痛下無痛分娩における"局所麻酔薬の意図しない血管内注入予防"は，毎回の薬物注入を少量分割投与としたうえでの注意深い観察でしかない。

　著者の考える少量とは，0.25％ブピバカイン，0.2％ロピバカイン，0.25％レボブピバカインで 5 mL 以内である。この量で明らかな局所麻酔薬中毒量に達することはないが，全量が血管内に移行しなくとも，頻回の投与により局所麻酔薬中毒量に達することも十分ありうるので，そのような意味では毎回がテストドースと認識すべきである。特に最近しばしば用いられている後者の 2 つの局所麻酔薬は安全域が広い。だからこそ初回で中毒域に達することはきわめて少なく，硬膜外カテーテルが血管内に迷入していても気づかずに，時間とともに徐々に中毒症状が出現することが多い。

　したがって，臨床的には無痛分娩経過中は鎮痛状態を頻回にチェックして，効いていた硬膜外カテーテルが効かなくなった場合の鑑別のひとつとして"意図しない血管内注入"を念頭においておくことの方が重要である。

　薬物を少量分割投与しその都度鎮痛状態をチェックしていれば，たとえ軽度〜中等度の中毒症状（耳鳴り，口周囲の違和感/金属味，呂律が回らない，意識レベルの変化）を起こすことはあっても，痙攣，心室性不整脈や心停止といった重症の中毒症状を起こす前に気づく可能性が高い。軽度〜中等度の中毒症状の場合には，薬物の注入を中止して，硬膜外カテーテルを入れ替え，中毒症状の完全消失を十分確認した後に鎮痛を再開すればよい。

　一方，万が一痙攣が生じた場合には，ジアゼパム 5〜10 mg，ミダゾラム 2〜5 mg，チオペンタール 100〜150 mg，プロポフォール 50〜100 mg のうちい

ずれかを投与するとともに，気道が確保されていることを確認して100％酸素投与，呼吸抑制が著しい場合には補助換気を行う。ただし慌てて気管挿管をしない。

　心室性不整脈が生じた場合もまず薬物の注入を中止する。一般的に心室性不整脈に用いられるリドカインは禁忌である。動悸などの自覚症状，血圧変動がなければ経過観察でもよいが，多くは中枢神経症状も伴っていることも多く，アミオダロン125 mg（2.5 mL）を5％ブドウ糖液100 mLに加え，10分かけて静脈内投与または20％脂肪乳剤（イントラリポス®）（第5章図2参照）を投与する。投与量は最初の1分に1.5 mL/kg，その後15 mL/kg/時で持続投与する。最大投与量は8〜12 mL/kgである。著しい低血圧が生じている場合には除細動（電気的カーディオバージョン）を行う。

　このような局所麻酔薬中毒を早期発見するためにロピバカインやレボブピバカインよりも，あえて中毒閾値の低いブピバカインで硬膜外鎮痛を確立（または持続注入）することを勧めるという立場の医師もいるが，著者はあえてその必要はないと考えている。①中毒症状を起こすには0.25％よりも高濃度のブピバカインを要することが多いこと，②持続注入の場合でも局所麻酔薬の中毒域を超えるような蓄積は発生し，それらは局所麻酔薬の種類だけでなくさまざまな因子に左右されるため予測困難である，③一度中毒症状が生じた場合，ブピバカインの方が症状消失までの時間が長いので不利であることが理由である。

2　局所麻酔薬の意図しない脊髄くも膜下注入

　硬膜外穿刺をした後，硬膜外針から直接局所麻酔薬を注入しない限り，局所麻酔薬の意図しない脊髄くも膜下腔注入は硬膜外カテーテルから薬物を注入してから起こる。仮に硬膜外針から直接局所麻酔薬を注入することがあっても，注入前に脳脊髄液の流出があれば注入をしないので，そのような意図しない局所麻酔薬の脊髄くも膜下腔注入はまずない。それに対して，硬膜外カテーテルから薬物を注入して起こる意図しない脊髄くも膜下腔注入は，注入前に脳脊髄液の逆流がないと思っても起きうる。特に吸引圧が高い状態では，硬膜外カテーテル開口部が馬尾などの脊髄くも膜下腔にある構造物にくっついてしまうことで，吸引しても脳脊髄液逆流がないのに薬物を注入すると，脊髄くも膜下

腔注入となっている場合がある。したがって吸引はきわめて弱い圧で行うべきである[1]。できれば，注入口部分を穿刺部より低くして吸引するとよい。

　一般的には意図しない脊髄くも膜下腔注入が起これば当然，全脊麻状態となり，徐脈，低血圧，呼吸停止，意識消失を起こす危険性があるといえるが，実際にそこまでの重篤な症状はまれである。薬物注入を基本通り少量分割していて気づく最初の症状は注入後5〜15分程度で出現する下肢の運動神経遮断である。近年，低濃度の局所麻酔薬にオピオイドを併用する硬膜外鎮痛下無痛分娩が普及するにしたがって，意図しない脊髄くも膜下腔注入が起こっても注入から症状発現までの時間が長くなっているので十分な観察が必要である。局所麻酔薬注入から10分経って運動神経遮断が現れないからといって決して意図しない脊髄くも膜下腔注入を否定すべきでない[7]。

　脊髄くも膜下腔注入された局所麻酔薬の量が多くなれば，両下肢の運動神経麻痺以外にも，急激な低血圧，鎮痛領域の急激な頭側方向への上昇が見られることもある。そのような場合には，意図しない脊髄くも膜下腔注入を疑って慎重に再度，硬膜外カテーテルの吸引をごく弱い圧で行い脳脊髄液の逆流を確認する。

　さらに，無痛分娩開始後の疼痛増強に対して高濃度の局所麻酔薬で対応したためにすでに両下肢の運動神経麻痺を起こしている場合には，その後の経過中に硬膜外カテーテルの脊髄くも膜下腔迷入が起きた場合の判定が難しくなる。そのために無痛分娩経過中は最低限の局所麻酔薬で良好な鎮痛効果を得ることが重要となる。無痛分娩の硬膜外投与を持続注入している経過中の意図しない脊髄くも膜下腔注入はさらに複雑である。下肢の運動神経遮断が徐々に進行するので分かりにくい。早期発見のためには頻回の鎮痛域のチェックと運動神経遮断の程度の評価を行うしかない。

　意図しない脊髄くも膜下腔注入が起きても呼吸，循環が安定していれば一切の注入を中止し運動神経遮断が消失したのを確認してから硬膜外カテーテルの入れ替えを行えばよい。慌ててカテーテルを入れ替える必要はないし，運動神経遮断が強い時に再穿刺の体位は妊婦に苦痛であるばかりか，体位変換に伴う循環動態の変動を来しやすい。万が一，血圧低下が起きた場合にはエフェドリンと輸液で対処する。徐脈に対しては硫酸アトロピン，呼吸抑制に対しては酸素投与，またはバッグ＆マスクによる補助換気が必要である。

　脊髄くも膜下腔注入に硬膜外カテーテルが入っているのが判明した場合，

いっそのこと持続脊髄くも膜下鎮痛法を行おうと考えるかもしれないが，著者はあえて勧めない。なぜなら，硬膜外カテーテルがどのような状態で脊髄くも膜下腔に迷入しているか分からない状況では鎮痛計画が立てられないからである。

3 硬膜穿刺後の対応

　硬膜穿刺は，硬膜外鎮痛下無痛分娩を行うための硬膜外針穿刺の際にも生じるし，その無痛分娩経過中に硬膜外カテーテルによっても生じうる（硬膜外カテーテルの脊髄くも膜下腔迷入）。教育施設では全症例の約1％で生じるとされ，熟練した麻酔科医が行えば頻度はさらに低くなるが，発生をまったくなくすことは不可能である。特に妊婦では非妊婦と比較して穿刺困難の症例も多い。

　硬膜外針穿刺の際に生じた硬膜穿刺に対しては，その後の硬膜外カテーテル留置に関して2つの対処法が示唆されている。まず針を抜去して再穿刺する場合と，針を抜去せずそのまま持続脊髄くも膜下鎮痛法のカテーテルとして硬膜外カテーテルを脊髄くも膜下腔に留置する方法である。前者の場合も，同一棘間から再穿刺する場合と，棘間を変えて（通常は一椎間尾側）再穿刺する場合とがある。同一棘間から再穿刺する場合には，すでに硬膜穿刺した直後には，黄靱帯と硬膜外腔との圧格差が通常より少ないぶん手技が難しくなる。一方，棘間を変えて再穿刺する場合には当初予定していた麻酔薬で想定する鎮痛域が得にくい場合もありうる。どちらが勧められるかは一概にはいえない[8]。一方，後者，すなわち針を抜去せずそのまま持続脊髄くも膜下鎮痛法のカテーテルとして硬膜外カテーテルを脊髄くも膜下腔に留置する方法では，持続脊髄くも膜下鎮痛法に慣れていないと鎮痛計画が難しく（第15章持続脊髄くも膜下鎮痛法参照），また緊急帝王切開術に際しての移行は確実であるものの，意図せず全脊麻となるとやっかいである。一時期この対処法は，分娩後24～48時間硬膜外カテーテルを残しておくことで炎症反応が惹起され，穿刺した硬膜穴が線維組織で閉鎖しやすく，分娩後の硬膜穿刺後頭痛の発生が低いという理由で勧められたが，反論も多く[9]，持続脊髄くも膜下鎮痛としてのカテーテル管理に慣れていない医師や病棟任せでは決して勧められない。ただし，分娩後の硬膜穿刺後頭痛の発生を下げることはないが，硬膜外自己血パッチの必要性は減少すると結論付けている研究もある[10]。

再穿刺して留置した硬膜外カテーテルを用いた硬膜外鎮痛下無痛分娩にも注意を要する。硬膜に開いた損傷穴から硬膜外カテーテルが脊髄くも膜下腔に迷入する可能性はきわめて低いが，投与した麻酔薬は脊髄くも膜下腔に移行しやすい。したがって初回投与量は通常と同じでもよいが，その評価を踏まえて2回目以降の追加量を決定する。本来の個人差に加えて，硬膜に開いた損傷穴の大きさ，硬膜外カテーテルの位置などによりどれくらいの麻酔薬量の削減が適切かは一概にはいえない。

4 硬膜穿刺後頭痛

　褥婦は，一般外科患者と比較して離床が早く，ひとたび重症の頭痛が持続すると育児にも影響が大きい。したがって，まず大切なことは褥婦の頭痛の不安を早期に察して精神的なサポートを怠らないことである。硬膜外針により硬膜穿刺をした場合の硬膜穿刺後頭痛（postdural puncture headache：PDPH）の発生頻度はきわめて高いので[11]，あらかじめ頭痛が起きる可能性と，その特徴，治療法の選択などを簡単に説明しておくのもよい。無痛分娩の前の母親学級（または麻酔科外来），インフォームド・コンセント取得時などにPDPHについての情報を提供していても本来健康な妊婦がPDPHを経験するとまさか自分がという思いもあろう。パートナーや助産師も交えたサポート体制を早期に構築しておく必要がある。

　PDPHが発生する前の頭痛の予防法として確立したものはない。以前は安静のうえ，経口水分量の増加や輸液負荷などの有効性が示唆されたが今はいずれも否定的である。それらで脳脊髄液の産生が増えることはない。予防的自己血パッチも明らかな有効性は示されておらず，感染のリスクを上回る利点は認められない[12]。著者が勧める唯一の予防法は硬膜外カテーテル抜去前の塩酸モルヒネ投与である[13,14]。しかしながら硬膜穿刺後の硬膜外塩酸モルヒネ投与は脳脊髄液中のモルヒネ濃度が予想外に上昇しやすいので2 mg以内で行い，投与後24時間は呼吸の厳重な管理体制が必要と考えている。

　頭痛が発生した場合は，まずそれがPDPHかどうかの診断をきちんとつけることが重要である。通常の生活が送れるのに無理に安静にしても治療までの時間は短縮しないが，逆に重症の頭痛の場合は必要な時間以外はベッド上で過ご

してもらう。ただし絶対安静は静脈血栓症のリスクを上昇させるので必要ない。

　治療薬候補としては第一にカフェイン製剤やカフェイン含有飲料があげられる。大量服用で痙攣を起こす可能性があるので1回当たり500 mg以内にすべきである（150 mLのコーヒー3杯程度）。効果がない場合はNSAIDsを用いる。ロキソプロフェン（ロキソニン®）またはジクロフェナク（ボルタレン®）が用いられることが多い。母乳移行の点からは後者の方が望ましいかもしれない。ただしいずれにしろ有効性のエビデンスはきわめて限定的である。頭痛が継続する場合には治療的自己血パッチを検討する[15]。ただし発症24時間以内の自己血パッチは硬膜の損傷穴の自己修復機転も働いていない可能性があり，そのような状況ではパッチ血が脊髄くも膜下腔へ迷入しやすい。すなわち脊髄くも膜下腔血腫や脊髄くも膜炎などのリスクが高いのであまり勧められない。穿刺後48時間空けるのが望ましいとの研究結果もあるが[16]，あまり遅延させると治療効果が明らかでない。そこで著者は24～48時間で治療的自己血パッチを行うかどうか決定するのが望ましいと考えている。投与する血液量に関しても議論があるが，15～20 mLをひとつの目安としている。ただし注入途中で腰痛や神経学的な違和感があればその時点で終了とする。具体的な方法に関しては以下に示すごとくである。

- 可能な限り2人で行う。両者とも清潔操作（消毒，ドレーピング，手袋，マスク）で行うのはいうまでもない。
- 患者は側臥位の方が楽である。
- 硬膜穿刺した**棘間**または一椎体尾側の**棘間**を選択する。その部位と血液採取部位を消毒する。
- 通常の方法で硬膜外腔穿刺し硬膜外腔を同定したら助手が20 mLの血液を採取する。
- その血液を硬膜外針よりゆっくり注入，もし痛みがあればそこで中断する。
- 時として，針を硬膜外腔に進めると数滴のCSFが漏れることがあるが，このような時は局所麻酔薬を2 mL程度注入し脊髄くも膜下麻酔になっていることを否定してから自己血パッチを行う。
- その後，患者を1～2時間水平位に寝かせ，その後は歩行させることも可能である。ただし数日は激しい活動は避ける。バルサルバ操作がかかるような動作，重いものをもちあげるなどはしない。

表1　神経障害の部位

障害部位	脊髄	神経根	神経叢	末梢神経
特徴	障害部位以下の感覚・運動障害 両側のことが多い 膀胱直腸障害の合併あり	障害部位の脊髄神経根の分節に一致した感覚・運動障害 片側のことが多い	複数の神経根や末梢神経領域にわたる(神経叢領域に一致する)感覚・運動障害 片側のことが多い	末梢神経支配領域に一致した感覚・運動障害 片側のことが多い
その他	脊髄くも膜下腔迷入を鑑別 早急な対処が必要		物理的外傷によることが多い	神経の牽引や圧迫によることが多い

・便秘にならないような処方（下剤）も行う。
・自己血パッチ後は毎日患者の様子を観察し，発熱や神経学的異常があれば神経学に詳しい医師に相談する。
・1回の治療での頭痛の軽快率は70％程度であり，再度行うこともありうる。2回での軽快率は90％近くであるので，軽快しない場合には神経学的なコンサルトも考慮する。他の頭痛疾患を除外するためにも画像診断が必要なこともある。
・2回での頭痛の軽快率は90％近いとはいえ，硬膜穿刺を起こしていない褥婦群と比較すれば慢性頭痛の発生は高く，長期的なフォローも視野にいれて接する必要がある[17]。

5 無痛分娩による神経障害

　硬膜外鎮痛下無痛分娩の経過中または分娩後に下肢や殿部のしびれ（感覚神経障害）や運動神経障害を訴えることがある。その場合は，①高濃度の局所麻酔薬によるものなのか（一過性神経症状），②硬膜外カテーテルの位置異常に起因するものなのか，③経腟分娩そのものの影響（骨盤内の児頭による神経圧迫，分娩時の鉗子によるもの，分娩時の体位）によるものか，④硬膜外血腫のような合併症によるものなのかを鑑別する必要がある[18,19]。高濃度の局所麻酔薬によるものの場合は時間経過とともに軽快するが，それでも1日から数日程度かかる場合もある。その間は，感覚異常による熱傷，不自由な体位変換による褥創，転倒などに注意する必要がある。硬膜外カテーテルの位置異常や経腟分娩

```
帰室時のチェック→感覚障害、運動障害の程度をチェック
6 時間後のチェック→感覚障害、運動障害を認める
```

YES / NO

①両側性に感覚または運動障害がある
②帰室時よりも感覚または運動障害が悪化、拡大している
③硬膜外または脊髄くも膜下麻酔穿刺部に叩打痛がある

新規に神経障害発症

ルーチンケア
以後も患者の体交を促し、新規の神経障害がないか観察
足関節が動いた時点でフットポンプ中止

1つでもYES / NO

硬膜外血腫のルールアウトを要する
産科医と麻酔科医コール
血算・凝固能チェック
緊急 MRI 撮像の準備
緊急手術となる可能性あり

まず産科医コール
障害された末梢神経を推定
運動障害の程度を徒手筋力検査で判定
圧迫や伸展によるものと思われる場合
　障害部位を圧迫しないよう患者へ体交を促す
　膝部以下の障害の場合、弾性ストッキングの着用をやめる
上記所見をカルテ記載し、平日日中に産科麻酔科医へ報告

図1　帝切・無痛分娩後神経障害の鑑別チェックシート
(2015 年 11 月作成　北里大学病院周産母子成育医療センター産科麻酔部門・産科)

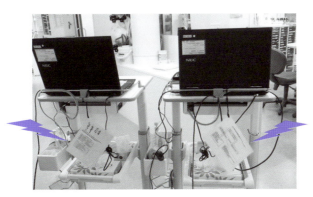

図2　北里大学産科病棟の各 PC 端末に取り付けた区域麻酔後のチェックシート

そのものの影響の場合は、感覚神経障害や運動神経障害の部位を詳細に調べることで、それが脊髄由来なのか、神経根レベルなのか、神経叢レベルなのか、末梢神経レベルなのかを鑑別して原因の推測を行う(**表1**)。いずれにしろ薬物

に起因しない物理的な神経障害の場合は時として治癒まで数週間から数カ月を要することもあるが，逆に永久的な障害はほとんどない．ただし硬膜外血腫が発生した場合には，腰痛などの臨床症状を呈して8〜12時間以内には脊柱管内の除圧をしないと不可逆的な下肢麻痺を生じるので注意が必要である[20,21]。MRIなどで確定診断の後，可及的速やかに手術を行う．

褥婦にとって育児に多忙な時期を障害を抱えて過ごすことは精神的にもストレスが大きいので，何よりも予防が重要である．そのためには，①安易に高濃度の局所麻酔薬を使用しない，②硬膜外カテーテルの位置異常には早めに修正し，効かないカテーテルを薬物でごまかさない，③経過中のみならず分娩後の感覚異常は早期発見して，二次障害（熱傷，褥創，転倒）を予防する，④分娩時の体位には細心の注意を払う．

北里大学病院産科麻酔部門では帝王切開術や硬膜外鎮痛下無痛分娩など区域麻酔による神経遮断からの回復時には図1，2のようなチェックシートを利用して医師のコール体制を決めている．

【文 献】

1) Camorcia M. Testing the epidural catheter. Curr Opin Anaesthesiol 2009；22：336-40.
2) Owen MD, Gautier P, Hood DD. Can ropivacaine and levobupivacaine be used as test doses during regional anesthesia? Anesthesiology 2004；100：922-5.
3) Moore DC, Batra MS. Avoiding subarachnoid or intravascular injection of local anesthetics：a single test dose. Anesthesiology 2012；117：1113-6.
4) Gaiser RR. The epidural test dose in obstetric anesthesia：it is not obsolete. J Clin Anesth 2003；15：474-7.
5) Dounas M, O'Kelly BO, Jamali S, et al. Maternal and fetal effects of adrenaline with bupivacaine (0.25%) for epidural analgesia during labour. Eur J Anaesthesiol 1996；13：594-8.
6) Servin MN, Mhyre JM, Greenfield ML, et al. An observational cohort study of the meniscus test to detect intravascular epidural catheters in pregnant women. Int J Obstet Anesth 2009；18：215-20.
7) Abraham RA, Harris AP, Maxwell LG, et al. The efficacy of 1.5% lidocaine with 7.5% dextrose and epinephrine as an epidural test dose for obstetrics. Anesthesiology 1986；64：116-9.
8) Jagannathan DK, Arriaga AF, Elterman KG, et al. Effect of neuraxial technique after

inadvertent dural puncture on obstetric outcomes and anesthetic complications. Int J Obstet Anesth 2016 ; 25 : 23-9.
9) Verstraete S, Walters MA, Devroe S, et al. Lower incidence of post-dural puncture headache with spinal catheterization after accidental dural puncture in obstetric patients. Acta Anaesthesiol Scand 2014 ; 58 : 1233-9.
10) Heesen M, Klöhr S, Rossaint R, et al. Insertion of an intrathecal catheter following accidental dural puncture : a meta-analysis. Int J Obstet Anesth 2013 ; 22 : 26-30.
11) Kuczkowski KM. The management of accidental dural puncture in pregnant women : what does an obstetrician need to know? Arch Gynecol Obstet 2007 ; 275 : 125-31.
12) Boonmak P, Boonmak S. Epidural blood patching for preventing and treating post-dural puncture headache. Cochrane Database Syst Rev 2010 ; (1) : CD001791.
13) Apfel CC, Saxena A, Cakmakkaya OS, et al. Prevention of postdural puncture headach after accidental dural puncture : a quantitative systematic review. Br J Anaesth 2010 ; 105 : 255-63.
14) Bradbury CL, Singh SI, Badder SR, et al. Prevention of post-dural puncture headache in parturients : a systematic review and meta-analysis. Acta Anaesthesiol Scand 2013 ; 57 : 417-30.
15) Thew M, Paech MJ. Management of postdural puncture headach in the obstetricpatient. Curr Opin Anaesthesiol 2008 ; 21 : 288-92.
16) Kokki M, Sjövall S, Keinänen M, et al. The influence of timing on the effectiveness of epidural blood patches in parturients. Int J Obstet Anesth 2013 ; 22 : 303-9.
17) Ranganathan P, Golfeiz C, Phelps AL, et al. Chronic headache and backache are long-term sequelae of unintentional dural puncture in the obstetric population. J Clin Anesth 2015 ; 27 : 201-6.
18) Kowe O, Waters JH. Neurologic complication in the patient receiving obstetric anesthesia. Neurol Clin 2012 ; 30 : 823-33.
19) O'Neal MA, Chang LY, Salajegheh MK. Postpartum spinal cord, root, plexus and peripheral nerve injuries involving the lower extremities : a practical approach. Anesth Analg 2015 ; 120 : 141-8.
20) Horlocker TT. Complications of spinal and epidural anesthesia. Anesthesiol Clin North America 2000 ; 18 : 461-85.
21) Mukerji N, Todd N. Spinal epidural haematoma ; factors influencing outcome. Br J Neurosurg 2013 ; 27 : 712-7.

10

分娩への影響

1 分娩時間への影響

　無痛分娩を導入すると子宮収縮間隔が延長することは日常的に観察される。これは動物（ラット）の子宮筋でも[1]ヒトの子宮筋でも[2,3]局所麻酔薬によって収縮抑制が起こることと一致する。ただし，ヒトの子宮筋の収縮を抑制するためには高濃度の局所麻酔薬が必要なことも事実で[4]，硬膜外腔に用いた局所麻酔薬によって子宮筋が弛緩するという仮説は誤りかもしれない。したがって，臨床上観察しうる無痛分娩導入による子宮収縮間隔の延長には別の機序が関与しているものと推測される。

　一方で無痛分娩導入後にすっと分娩が進行することも経験する。特に緊張が強い場合，骨盤筋が丁度いい程度に緩むと分娩進行がスムーズになるとされている。しかし程度によっては自然な児の回旋を妨げる原因となりかねないために，強い筋弛緩は避けた方がいいかもしれない。

　このように，分娩第一期時間は局所麻酔薬の薬理学的作用，生理学的作用などさまざまな要因で左右される。一般的には，分娩第一期時間は延長するという報告が多いかもしれないが[5]，脊髄くも膜下硬膜外併用鎮痛法では，硬膜外鎮痛法と比較した場合には短縮するという報告もある[6,7]。ただし，これらの研

究では多くが定められたプロトコールでオキシトシンが用いられており，その投与量は硬膜外無痛分娩群で多かった[5]。

分娩第二期時間に関してのメタアナリシスでは分娩第二期時間が延長すると報告されている[5,8]。もちろん，この分娩第二期時間もさまざまな影響因子が知られており，最近の話題は努責のタイミングとの関連である。硬膜外無痛分娩は努責のタイミングが遅くなることもあり，分娩第二期時間の延長と関連しやすいが[9]，逆に努責のタイミングを遅くすることで分娩第二期時間の延長があっても，努責時間が短く，器械分娩率を下げる効果があるという報告もある[10]ことは注目に値する。

2 分娩様式（帝王切開術率，器械分娩率）への影響

1 帝王切開術率

一般的には，硬膜外無痛分娩によって帝王切開術率は増加しないということで意見の一致を見ている。硬膜外鎮痛群と硬膜外鎮痛以外の鎮痛を受けた群を比較し[5,8]，あるいは無痛分娩導入の前と後とで比較して[11,12]帝王切開術率に違いがないことが報告されている。しかしわが国でしばしば行われている分娩誘発に関しては注意が必要であり，特に初妊婦では，妊娠週数が早かったり，Bishopスコア≦5など子宮頸管成熟度が未熟な状態に分娩誘発をした対象群で，帝王切開術率の増加が危惧される研究結果[13,14]があることを忘れてはならない。

2 器械分娩率

器械分娩の適応は施設や担当産科医により大きな違いがあるが，無痛分娩の器械分娩率への影響を検討した研究ではその適応が明らかでないものが少なくない。鎮痛効果の高い無痛分娩では産科医が器械分娩を選択しやすいともいわれているため，論文の解釈には注意を要する。

過去のメタアナリシスでは，硬膜外無痛分娩により器械分娩率が1.5～2倍程度上昇すると報告されている[4,8]。無痛分娩により努責力が小さくなることが原因と考えられる。しかし低濃度の局所麻酔薬を用いれば，器械分娩率を増

加させにくいことが示唆されている[15,16)]ので，フェンタニルを併用し，局所麻酔薬濃度を最小限に抑えた鎮痛管理が望まれる。

　これをさらに発展させて分娩第二期に硬膜外注入を止めて器械分娩率を減らそうという試みがされてきたが，これらは失敗に終わっている[17)]。

3 母乳哺育への影響

　硬膜外鎮痛下無痛分娩は広く行われているが，母乳哺育に関しての一定のコンセンサスは意外とない。一般的に局所麻酔薬を用いて鎮痛を図った場合はストレスの軽減から母乳の分泌も促進されると考えられるが[18)]，広く用いられているオピオイドであるフェンタニルを併用した硬膜外鎮痛下無痛分娩に関しては，高用量（>150 μg 以上）では母乳哺育が妨げられるという結果[19)]がある一方，フェンタニル投与量と母乳哺育との相関はないとする結果[20)]があり，意見の一致を見ない。しかしいずれの研究も群分けの不適切さなどが指摘されており，これまで硬膜外鎮痛下無痛分娩と母乳哺育に関して100以上の研究がされているが質の高い研究となると限定的であるのが現状である[21,22)]。最近の二重盲検無作為比較研究では，少なくとも第一子で母乳哺育に成功している母親であれば，それ以降の出産において，フェンタニル投与量と母乳哺育との相関はないとする結果が示されている[23)]。米国小児科学会も以前よりフェンタニルは母乳哺育に関して差し障りはないという立場を取っているので[24)]，著者も大きな問題とは捉えていない。

4 回旋異常

　これまで硬膜外無痛分娩が回旋異常を増やすかの有無を検討した無作為比較研究や観察研究がいくつかある。結果は完全には一致していないものの，分娩誘発をしない場合はそれほど問題視されていなかった[25)]。しかし，分娩誘発を行う場合には，娩出時の低在横低位や後方後頭位を念頭に置く必要がある[26〜29)]（第2章-3-2産科的問題のインフォームドコンセント参照）。

　この回旋異常は，先進部が児頭の場合，硬膜外鎮痛による骨盤内の筋群の弛

緩により起こると推測されている。2010年の著者の施設での単胎頭位の経腟分娩を調査したところ，自然分娩（誘発分娩率16%）では回旋異常は2%であったのに対して，区域麻酔鎮痛群（誘発分娩率80%）では約4倍の7.8%に回旋異常が見られた。そこで，無痛分娩時の骨盤内筋群の筋弛緩に差があれば回旋異常の頻度にも差があると仮定し，前方視的検討を行った。その結果，硬膜外鎮痛は局所麻酔薬の濃度に関わらず，あるいは脊髄くも膜下硬膜外鎮痛であっても，回旋異常の頻度に差が見られなかった[30]。この研究においては，むしろ無痛分娩開始前の回旋異常（後方後頭位）が回旋異常のリスク因子となっていることが判明した。

このように，無痛分娩の分娩への影響を検討した過去の研究は，陣痛発来のメカニズムで大きく結果が異なる。現在の日本では無痛分娩の多くが誘発分娩下に行われているため，研究結果の解釈には注意を要する。

【文　献】

1) Arici G, Karsli B, Kayacan N, et al. The effects of bupivacaine, ropivacaine and mepivacaine on the contractility of rat myometrium. Int J Obstet Anesth 2004 ; 13 : 95-8.
2) McGaughey HS Jr, Corey EL, Eastwood D, et al. Effect of Synthetic Anesthetics on the Spontaneous Motility of Human Uterine Muscle in Vitro. Obstet Gynecol 1962 ; 19 : 233-40.
3) Willdeck-Lund G, Nilsson BA. The effect of local anaesthetic agents on the contractility of human myometrium in late pregnancy. An in vitro study. Acta Anaesthesiol Scand 1979 ; 23 : 78-88.
4) Fanning RA, Campion DP, Collins CB, et al. A comparison of the inhibitory effects of bupivacaine and levobupivacaine on isolated human pregnant myometrium contractility. Anesth Analg 2008 ; 107 : 1303-7.
5) Sharma SK, McIntire DD, Wiley J, et al. Labor analgesia and cesarean delivery : an individual patient meta-analysis of nulliparous women. Anesthesiology 2004 ; 100 : 142-8.
6) Tsen LC, Thue B, Datta S, et al. Is combined spinal-epidural analgesia associated with more rapid cervical dilation in nulliparous patients when compared with conventional epidural analgesia? Anesthesiology 1999 ; 91 : 920-5.
7) Frigo MG, Larciprete G, Rossi F, et al. Rebuilding the labor curve during neuraxial analgesia. J Obstet Gynaecol Res 2011 ; 37 : 1532-9.

8) Anim-Somuah M, Smyth RM, Jones L. Epidural versus non-epidural or no analgesia in labour. Cochrane Database Syst Rev 2011 ; (12) : CD000331.
9) Yee LM, Sandoval G, Bailit J, et al. Maternal and Neonatal Outcomes With Early Compared With Delayed Pushing Among Nulliparous Women. Obstet Gynecol 2016 ; 128 : 1039-47.
10) Lemos A, Amorim MM, Dornelas de Andrade A, et al. Pushing/bearing down methods for the second stage of labour. Cochrane Database Syst Rev 2015 ; (10) : CD009124.
11) Impey L, MacQuillan K, Robson M. Epidural analgesia need not increase operative delivery rates. Am J Obstet Gynecol 2000 ; 182 : 358-63.
12) Zhang J, Yancey MK, Klebanoff MA, et al. Does epidural analgesia prolong labor and increase risk of cesarean delivery? A natural experiment. Am J Obstet Gynecol 2001 ; 185 : 128-34.
13) Kaul B, Vallejo MC, Ramanathan S, et al. Induction of labor with oxytocin increases cesarean section rate as compared with oxytocin for augmentation of spontaneous labor in nulliparous parturients controlled for lumbar epidural analgesia. J Clin Anesth 2004 ; 16 : 411-4.
14) Miller NR, Cypher RL, Foglia LM, et al. Elective Induction of Labor Compared With Expectant Management of Nulliparous Women at 39 Weeks of Gestation : A Randomized Controlled Trial. Obstet Gynecol 2015 ; 126 : 1258-64.
15) Wang TT, Sun S, Huang SQ. Effects of Epidural Labor Analgesia With Low Concentrations of Local Anesthetics on Obstetric Outcomes : A Systematic Review and Meta-analysis of Randomized Controlled Trials. Anesth Analg 2017 ; 124 : 1571-80.
16) Comparative Obstetric Mobile Epidural Trial Study Group UK : Effect of low-dose mobile versus traditional epidural techniques on mode of delivery : a randomised controlled trial. Lancet 2001 ; 358 : 19-23.
17) Torvaldsen S, Roberts CL, Bell JC, et al. Discontinuation of epidural analgesia late in labour for reducing the adverse delivery outcomes associated with epidural analgesia. Cochrane Database Syst Rev 2004 ; (4) : CD004457.
18) Hirose M, Hara Y, Hosokawa T, et al. The effect of postoperative analgesia with continuous epidural bupivacaine after cesarean section on the amount of breast feeding and infant weight gain. Anesth Analg 1996 ; 82 : 1166-9.
19) Beilin Y, Bodian CA, Weiser J, et al. Effect of labor epidural analgesia with and without fentanyl on infant breast-feeding : a prospective, randomized, double-blind study. Anesthesiology 2005 ; 103 : 1211-7.
20) Wilson MJ, MacArthur C, Cooper GM, et al. Epidural analgesia and breastfeeding : a

randomised controlled trial of epidural techniques with and without fentanyl and a non-epidural comparison group. Anaesthesia 2010 ; 65 : 145-53.

21) Szabo AL. Review article : Intrapartum neuraxial analgesia and breastfeeding outcomes : limitations of current knowledge. Anesth Analg 2013 ; 116 : 399-405.

22) French CA, Cong X, Chung KS. Labor Epidural Analgesia and Breastfeeding : A Systematic Review. J Hum Lact 2016 ; 32 : 507-20.

23) Lee AI, McCarthy RJ, Toledo P, et al. Epidural Labor Analgesia-Fentanyl Dose and Breastfeeding Success : A Randomized Clinical Trial. Anesthesiology 2017 ; 127 : 614-24.

24) American Academy of Pediatrics Committee on Drugs : The transfer of drugs and other chemicals into human milk. Pediatrics 1994 ; 93 : 137-50.

25) Yancey MK, Zhang J, Schweitzer DL, et al. Epidural analgesia and fetal head malposition at vaginal delivery. Obstet Gynecol 2001 ; 97 : 608-12.

26) Fitzpatrick M, McQuillan K, O'Herlihy C. Influence of persistent occiput posterior position on delivery outcome. Obstet Gynecol 2001 ; 98 : 1027-31.

27) Leighton BL, Halpern SH. The effects of epidural analgesia on labor, maternal, and neonatal outcomes : a systematic review. Am J Obstet Gynecol 2002 ; 186 : S69-77.

28) Lieberman E, O'donoghue C. Unintended effects of epidural analgesia during labor : a systematic review. Am J Obstet Gynecol 2002 ; 186 : S31-68.

29) Lieberman E, Davidson K, Lee-Parritz A, et al. Changes in fetal position during labor and their association with epidural analgesia. Obstet Gynecol 2005 ; 105 : 974-82.

30) Okada H, Amano K, Okutomi T, et al. Association between fetal head malrotation and motor block by neuraxial analgesia : A randomized trial. Can J Anaesth 2014 ; 61 : 1132-3.

11 胎児/新生児合併症

1 直接的影響（薬物の胎児移行）

　薬物の影響としては局所麻酔薬とオピオイドの影響を考慮する必要がある。
　局所麻酔薬に関しては，過去にしばしば研究の対象となり，1970年代にはリドカインやメピバカインが神経学的適応能力スコアに影響を及ぼすことが危惧されたが，その後の研究で否定的となった。しかし，やがてそれらの局所麻酔薬より運動神経遮断作用の少ない局所麻酔薬が開発され，現在広く用いられている低濃度ブピバカイン，ロピバカイン，レボブピバカインではアプガースコアや神経学的適応能力スコアへの影響はまったく問題ないと考えてよい。
　オピオイドに関しても理論的には呼吸抑制が懸念されるが，区域麻酔において用いられているような低濃度（20 μg/時程度）であれば持続投与しても，児の呼吸抑制は起こらず，結果，アプガースコアや神経学的適応能力スコアに影響しないと考えてよい。ただしこれはあくまでも区域麻酔として使用したオピオイドであって，母体静脈内，すなわち全身投与薬としてオピオイドを用いて無痛分娩を行った場合には，オピオイドは胎盤通過性が高いため，児の呼吸抑制は起きるものとして準備すべきである（第14章参照）。

2 間接的影響

■1 母体低血圧が児に及ぼす影響

第7章で述べたごとく,母体の収縮期血圧が鎮痛前の80％以下となった場合,または母体の収縮期血圧が90 mmHgを切るような状況が何分も継続するようであれば子宮胎盤血流の減少から児の状態を悪化させうるので,そうならないよう補正すべきである。実際に低血圧を治療しない群を設けた臨床研究がないので低血圧がどれくらい児に影響を及ぼすのかは明らかではないが,非硬膜外鎮痛群(オピオイド全身投与群)と硬膜外鎮痛群を比較したシステマティック・レビュー[1]では,硬膜外鎮痛群で母体低血圧のリスクは明らかに高いにも関わらず,総帝王切開術率や5分後のアプガースコアが7以下である頻度に差はなかった。

■2 母体発熱・シバリングが児に及ぼす影響

硬膜外鎮痛下無痛分娩では特に経過時間が4〜5時間を超えると発熱がみられる。小児科医であるLiebermanらは,無痛分娩下に産まれた児の感染症の検査や治療が増えることを指摘し,硬膜外鎮痛下無痛分娩を懸念した。

発熱のメカニズムに関してはおそらく複数の要因が複雑に関与していると考えられるが,最近は非感染性炎症反応の関与が大きく,さらに硬膜外鎮痛に用いる局所麻酔薬がさらにミトコンドリアの毒性から細胞障害を引き起こすことでその炎症反応が助長されると考えられている[2]〔第7章-3 代謝管理(水分管理/排尿/体温管理)参照〕。

この高熱が児にどのような影響を及ぼすかに関しては議論のあるところで明らかな結論には至っていない。スウェーデンの登録システムを利用した硬膜外鎮痛下に正期初産婦から産まれた単胎児の研究では,母体に高熱があると児のアプガースコアが悪いだけでなく,児の脳障害も非硬膜外鎮痛群と比較して2倍程度高いとの結果であった。しかしこの研究ではさまざまな交絡因子が関与している可能性があり,必ずしも硬膜外鎮痛を否定する結論には至ってはいない[3]。

3 鎮痛開始後の胎児一過性徐脈

　無痛分娩開始後には，胎児一過性徐脈を生じることがあるため注意を要する[4]。胎児一過性徐脈は，鎮痛効果が急で著しい場合ほど顕著にみられる。詳細な機序は不明であるものの，鎮痛によるカテコールアミン濃度の急激な減少が一因と考えられている。すなわち，カテコールアミンの1つであるアドレナリンは子宮収縮を抑制するβ作用を持つが，鎮痛によるカテコールアミン濃度の減少によって子宮の過収縮状態となるため胎児への酸素供給が極端に低下し，胎児一過性徐脈を引き起こす，というものである[5,6]。報告されている胎児一過性徐脈の頻度は4〜32％と報告によって大きく異なるが[7,8]，これは鎮痛開始時の疼痛レベルの違いによることが示唆されている[9,10]。胎児一過性徐脈を引き起こしやすいとされるのは，鎮痛法の種類としては硬膜外鎮痛法より脊髄くも膜下硬膜外併用法[4,11]，使用薬物としては局所麻酔薬単独よりもオピオイド併用である[4]。さらに鎮痛後の知覚神経遮断域が高いほど交感神経遮断域も高いことになり，そのような症例では胎児一過性徐脈の発生頻度が高いことが示されている[9]。しかしいずれにしても無痛分娩開始後の胎児一過性徐脈によって帝王切開率は増加しない[8]とされ，そのためには胎児一過性徐脈に遭遇しても，慌てて緊急帝王切開術を決断しないことが肝要である。もし初回鎮痛確立後10〜30分以内に胎児一過性徐脈となった場合，まず血圧測定により母体低血圧の有無を確認し，マスクによる酸素投与や体位変換を行う。同時に子宮過収縮の有無を確認する。子宮過収縮状態が認められれば塩酸リトドリンを500μgずつ静脈内投与する。この際，頻脈からくる動悸を訴える妊婦が多い。一過性の副作用である旨を伝えて不要な心配をかけないようにする。子宮過収縮が認められない場合には，母体低血圧を認めていなくても，塩酸エフェドリンを4〜5 mg投与して母体の心拍出量の増加と胎盤を介した胎児の心拍数の増加を促すことも有用である[7]。

【文　献】

1) Anim-Somuah M, Smyth RM, Jones L. Epidural versus non-epidural or no analgesia in labour. Cochrane Database Syst Rev 2011 Dec 7；(12)：CD000331.
2) Sultan P, David AL, Fernando R, et al. Inflammation and Epidural-Related Maternal Fever：Proposed Mechanisms. Anesth Analg 2016；122：1546-53.

3) Törnell S, Ekéus C, Hultin M, et al. Low Apgar score, neonatal encephalopathy and epidural analgesia during labour : a Swedish registry-based study. Acta Anaesthesiol Scand 2015 ; 59 : 486-95.
4) Mardirosoff C, Dumont L, Boulvain M, et al. Fetal bradycardia due to intrathecal opioids for labour analgesia : a systematic review. BJOG 2002 ; 109 : 274-81.
5) Clarke VT, Smiley RM, Finster M. Uterine hyperactivity after intrathecal injection of fentanyl for analgesia during labor : a cause of fetal bradycardia? Anesthesiology 1994 ; 81 : 1083.
6) Segal S, Csavoy AN, Datta S. The tocolytic effect of catecholamines in the gravid rat uterus. Anesth Analg 1998 ; 87 : 864-9.
7) Gambling DR, Bender M, Faron S, et al. Prophylactic intravenous ephedrine to minimize fetal bradycardia after combined spinal-epidural labour analgesia : a randomized controlled study. Can J Anaesth 2015 ; 62 : 1201-8.
8) Abrao KC, Francisco RP, Miyadahira S, et al. Elevation of uterine basal tone and fetal heart rate abnormalities after labor analgesia : a randomized controlled trial. Obstet Gynecol 2009 ; 113 : 41-7.
9) Cheng SL, Bautista D, Leo S, et al. Factors affecting fetal bradycardia following combined spinal epidural for labor analgesia : a matched case-control study. J Anesth 2013 ; 27 : 169-74.
10) Nicolet J, Miller A, Kaufman I, et al. Maternal factors implicated in fetal bradycardia after combined spinal epidural for labour pain. Eur J Anaesthesiol 2008 ; 25 : 721-5.
11) Yancey MK, Zhang J, Schweitzer DL, et al. Epidural analgesia and fetal head malposition at vaginal delivery. Obstet Gynecol 2001 ; 97 : 608-12.

12 無痛分娩妊婦の産科医/助産師対応について

　海外で積極的に硬膜外下無痛分娩を取り入れている施設の産科医/助産師とわが国の産科医/助産師とでは，硬膜外下無痛分娩の理解度が大きく異なる。産科医にしてみれば，施行している医療の内容は理解できるものの，結果として分娩時間が長くなったり，母児への副作用や合併症が起きやしないかと不安材料もある。鉗子や吸引などの器械分娩が増えれば助産師任せの分娩ができなくなり面倒である。さらに硬膜外鎮痛による血管拡張により輸血が必要なほどの出血量が増えると誤解する医師にとって硬膜外鎮痛は何らメリットがないように思うようである。

　一方，逆に，医師側で積極的に硬膜外下無痛分娩を取り入れたくても，助産師の側で，麻酔薬を用いない自然経腟分娩こそが正常分娩であって，硬膜外下無痛分娩は異常分娩と教育されてきた世代からすれば無痛分娩に反対するのも無理はない。事実，母親の表情，息使い，陣痛の程度とその部位から，継続的な胎児心拍数モニターなしに分娩進行を予想しつつ，かつ妊婦と一対一で対話し，それを緩和する呼吸法やマッサージのトレーニングを積んできた職業上の自負があるだけに，硬膜外鎮痛下無痛分娩ではその自負が削がれるようで物足りなさを感じるというのも分からないではない。しかしかつて強調されてきた"痛みを経験してこそ母性が育つ"といったことの科学的根拠が乏しいだけでなく，帝王切開術の頻度の上昇している現在，"痛みを経験してこそ母性が育つ"

とは言いづらい世の中になってきているのも事実ではないだろうか。そんな今，お産は誰のものであるかを改めて考えなくてはならなくなってきたのではないだろうか。では硬膜外下無痛分娩を妊婦に行うことが決まったら具体的に何を心がけたらいいのかと産科医/助産師に尋ねられたら麻酔科医はどう答えたらいいのであろうか。

1 産科医

　硬膜外下無痛分娩の適切な開始時期は第4章で述べたごとく，妊婦が要求した時が基本である。早く始めすぎると麻酔効果で分娩進行が遅れるというイメージが強いかもしれないが，それを検証する研究が欧米人を対象に多く行われているが分娩進行は変わらなかった[1]。日本人と欧米人では確かに子宮口の開大と分娩経過の関係を示すフリードマン曲線が異なっているので多少の違いがないとはいい切れないが，著者の施設のデータでは，初産婦を対象として自然分娩と疼痛時に無痛分娩を開始した妊婦で分娩第一期の時間に差が見られていない。したがって無痛分娩開始を遅らせれば，自然分娩より短くなることはあっても遅れることはないと思われる[2]。ただしこれらはあくまでも平均値の話であり，個人差が大きいことは確かである。硬膜外鎮痛下無痛分娩では皆が皆，分娩が極端に遷延するという先入観だけは避けていただきたいと思う。

　分娩第二期に関しては，硬膜外鎮痛下無痛分娩で分娩時間が多少延長することは否めないが[3]，それでも鎮痛を行わない理由にはならない。分娩第二期になると鎮痛を止めたいと希望する産科医もいるが，せっかく鎮痛を希望する妊婦にとってもっとも痛みが強い時期に鎮痛を受けられないというのは辛いことである。きちんとそれなりの科学的根拠があればやむを得ないが，現時点ではそのような根拠は見当たらない[4]。

　次に知っておくべき点は，胎児一過性徐脈に対する対応である。鎮痛後10〜30分に見られる胎児一過性徐脈に関しては，第7章-1循環動態管理または第11章-2胎児一過性徐脈に示したごとくである。硬膜外下無痛分娩と関連するが，急速遂娩の必要はまずない。だからといって最終判断は産科医自ら下さなければならないため，硬膜外下無痛分娩導入時には，日ごろから周囲の医療スタッフと共通認識が持てるよう勉強会を持つ必要がある。分娩経過とともに見

表1　分娩第二期遷延の定義

硬膜外鎮痛	米国産婦人科学会（ACOG）2003年[*]		米国国立衛生研究所/ACOG ワークショップ2012[#]	
	初産婦	経産婦	初産婦	経産婦
なし	2時間以上	1時間以上	3時間以上	2時間以上
あり	3時間以上	2時間以上	4時間以上	3時間以上

[*]：American College of Obstetrics and Gynecology Committee on Practice Bulletins-Obstetrics. ACOG Practice Bulletin Number 49, December 2003：Dystocia and augmentation of labor. Obstet Gynecol 2003；102：1445-54.

[#]：Spong CY, Berghella V, Wenstrom KD, et al. Preventing the first cesarean delivery：summary of a joint Eunice Kennedy Shriver National Institute of Child Health and Human Development, Society for Maternal-Fetal Medicine, and American College of Obstetricians and Gynecologists Workshop. Obstet Gynecol 2012；120：1181-93.

られる胎児一過性徐脈も硬膜外下無痛分娩と関連するものはほとんどないため，胎児心拍パターンと内診により通常の対応をしてもらうようにする．

　硬膜外下無痛分娩では鉗子，吸引などの器械分娩が増えることは多くの研究で示されている[5]．したがってこれに対しては産科医はその技術をより確実なものにする必要がある．慌てて器械分娩をすることで不要な出血を増やすことにもなる．硬膜外下無痛分娩では分娩第二期の分娩遷延の定義が自然分娩より長い[6]（表1）．児心拍が問題ないようであれば児の下降を十分待ってから努責を開始すべきである．かえってその方が努責中の異常胎児心拍低下も少なく[7]，児の血液酸素飽和度も良好である[8]．

2　助産師

　助産師の仕事は，究極的にはある時は家族として，ある時は一歩引いた職業人として妊婦から母親に育てることであり，それには妊婦のバースプランを尊重し，それが当人にとって一番いい選択であるかどうか相談に乗りながら自立した子育てができるまでサポートすることではないだろうか．それには無痛分娩だろうが，帝王切開術だろうが，臨機応変に対応できる能力が求められているのではないだろうか．

　そのためにはまず硬膜外鎮痛下無痛分娩の分娩進行を知って欲しい．前述のごとく鎮痛されていると妊婦の表情，息使い，陣痛の程度とその部位から，分娩進行が予測できない．分娩第二期には肛門付近の圧迫感を訴える場合もあ

り，それによって子宮口が全開していることが分かる場合もある。しかし経過中に一番頼りになるのはやはり継続的な胎児心拍数モニタリングであり，モニターをきちんと装着でき，かつきちんと判読できるかどうかが大きな要素であろう。慣れてくれば子宮口の開大（いつ全開したかも含め）もモニタリングから推測できるようになる。胎児一過性頻脈が子宮収縮の度に出ているうちはまだ分娩経過が早い時期と見れるし，逆に胎児変動一過性徐脈が見られるようになると分娩が進んだことを想定し，内診を行う。それが単なる分娩進行であれば問題ないが，医学的介入が必要な場合もありうる。また胎児遅発一過性徐脈などともきちんと鑑別できないといけない。

　硬膜外鎮痛下無痛分娩の娩出を助産師だけで行うことはないと思うが，産科医と共通認識のもとに努責のタイミングを妊婦に指示する必要がある。この時も胎児心拍数陣痛図モニターを見ながら行う必要がある。

　妊婦が自ら鎮痛下無痛分娩を選択したのであれば，それを上手く支援してあげることで妊婦は安心するものである。そしてその後の産褥期の回復支援，乳房ケア，母乳育児，子育て全般への相談を通して関与していくのは産科医よりむしろ助産師ではないだろうか。これは妊婦が自ら選択せず帝王切開術でわが子を娩出することになった妊婦への対応にも通じることであると思われる。

【文　献】

1) Sng BL, Leong WL, Zeng Y, et al. Early versus late initiation of epidural analgesia for labour. Cochrane Database Syst Rev 2014；(10)：CD007238.
2) 奥富俊之．症例検討「無痛分娩」初産婦例：母体の鎮痛は母のみならず児のためにも．LiSA 1999；6：134-9.
3) Zhang J, Landy HJ, Branch DW, et al. Consortium on Safe Labor. Contemporary patterns of spontaneous labor with normal neonatal outcomes. Obstet Gynecol 2010；116：1281-7.
4) Torvaldsen S, Roberts CL, Bell JC, et al. Discontinuation of epidural analgesia late in labour for reducing the adverse delivery outcomes associated with epidural analgesia. Cochrane Database Syst Rev 2004：(18)；CD004457.
5) Anim-Somuah M, Smyth RM, Jones L. Epidural versus non-epidural or no analgesia in labour. Cochrane Database Syst Rev 2011 Dec 7；(12)：CD000331.
6) Cheng YW, Caughey AB. Second stage of labor. Clin Obstet Gynecol 2015；58：227-40.

7) Hansen SL, Clark SL, Foster JC. Active pushing versus passive fetal descent in the second stage of labor : a randomized controlled trial. Obstet Gynecol 2002 ; 99 : 29-34.
8) Simpson KR, James DC. Effects of immediate versus delayed pushing during second-stage labor on fetal well-being : a randomized clinical trial. Nurs Res 2005 ; 54 : 149-57.

13 合併症妊娠における無痛分娩

1 妊娠高血圧症候群（HDP）

　妊娠高血圧症候群（hypertensive disorder of pregnancy：HDP）の病態は血管の内皮障害であり，全身の血管攣縮と血管透過性の亢進から各種臓器の障害をもたらす．HDPでは子宮胎盤血流の低下から，胎児発育の遅延が生じる．妊娠中に弱い硬膜外鎮痛を行うことで血液凝固能が改善し，妊娠の維持と胎児の発育が促されることが示されている[1]．

　日本妊娠高血圧症学会編「妊娠高血圧症候群の診療指針2015」では硬膜外鎮痛により無痛分娩を行う場合の注意点として，以下の3点が示されている．①血小板を確認する（Grade A 推奨），②過剰輸液を避ける（Grade B 推奨），③昇圧薬は慎重に投与する（Grade B 推奨）[2]．血小板数に関しては，特に妊娠後期の推移と穿刺当日の変化を確認すべきである．著者の施設では，血小板数が低下傾向にあるなら最低10万/μL以上，安定していれば7.5万/μL以上であることを条件としている．これらの基準は，硬膜外鎮痛下無痛分娩が終了した時の硬膜外カテーテル抜去の際にも適応される．何時間かに及ぶ経過の分娩を終え，無事合併症を起こさずすんだと安心してはいけない．なぜなら，硬膜外カテーテル挿入の際は血小板数が基準を満たしていても，分娩後も同じとは

限らないからである。特に分娩前に血小板数が大きく変化していた妊婦や，分娩時に出血が多かった妊婦では，血液凝固能を再度確認してから硬膜外カテーテルを抜去することが望ましい。

　HDPで低用量アスピリンまたは硫酸マグネシウムを併用している場合には，それらの薬物の血小板機能に及ぼす影響を懸念し，硬膜外穿刺の施行を迷う人もいるかもしれない。しかし米国区域麻酔学会の診療ガイドラインでは低用量アスピリンのみの投与であれば硬膜外血腫のリスクは不変としている[3]。硫酸マグネシウムに関しても，妊娠高血圧腎症患者ですら血液凝固能にはほとんど影響しないことが示されている[4]。ただし実際に硫酸マグネシウムを用いて早産治療を受けている妊婦の血液をトロンボエラストグラムで測定すると正常範囲ながらも非投与群と比較して有意にα角の低下が見られることは注目に値する（第3回臨床iMg研究会，2012年 照井らの報告）。

　無痛分娩中の輸液に関して過剰輸液を避けるのは，血管透過性が亢進しているために容易に肺水腫や胸水貯留を招くからである。鎮痛前の輸液負荷は行わず，1〜2 mL/kg程度で維持する。

　慎重投与が推奨されている昇圧薬に関しては，エフェドリンなら1回量4 mg以内，フェニレフリンなら1回量50 μg以内としている。帝王切開術における昇圧薬はフェニレフリンが第一選択であるが，硬膜外鎮痛下における昇圧薬の選択に関しては，エフェドリンとフェニレフリンの優劣に関するエビデンスはない。

2　心疾患合併妊婦

　妊娠中は循環血液量が増加しているうえに，経腟分娩時には疼痛によるカテコールアミン上昇や子宮収縮にともなう自己輸血（autotransfusion）により，心拍出量が分娩前の1.5倍まで増加する[5]。分娩前後は妊娠・分娩を通じてもっとも母体の循環動態が変動する時期であり，心疾患合併妊婦にとって心負荷が大きい時期となる。硬膜外鎮痛を行うことで循環動態の変動を抑え，心負荷の軽減につながることが期待される。

　心疾患合併妊婦の場合には，硬膜外鎮痛の適応を慎重に検討する必要がある。肺高血圧症や重症の僧帽弁狭窄では循環血液量の増加に耐えられないこと

表 1　心疾患合併妊娠患者経腟分娩時の硬膜外鎮痛について

A グループ：硬膜外鎮痛を使用しなければ経腟分娩不可
①Marfan 症候群ならびに結合織疾患
②上行大動脈拡張（35 mm 以上）
③体心機能低下（EF 40％以下）
④未修復/姑息術後のチアノーゼ性心疾患（Fontan 含む）
⑤有意な圧較差を有する大動脈縮窄症
⑥軽度の心不全

B グループ：硬膜外鎮痛の適応あり
①頻脈性不整脈（AT，Af，AF，PSVT，NSVT，frequent PVC，VT・Vf 既往，失神歴のある LQT，ICD 植え込み後）
②虚血性心疾患（狭心症，心機能低下を伴わない心筋梗塞既往）
③中等度以上の逆流性弁疾患（すべての弁）
④僧帽弁狭窄症（低リスクならびに高リスクの硬膜外禁忌症例を除く）
⑤中等度以上の肺体心室流出路狭窄（高リスクの硬膜外禁忌症例を除く）
⑥Qp/Qs 2.0 以上の未修復または残存病変のある ASD，VSD
⑦心筋症

が多く，硬膜外鎮痛時に通常行う輸液負荷がしにくい状況で，硬膜外鎮痛を行って，交感神経遮断による末梢血管拡張が生じれば極度の血圧低下を引き起こす可能性が高い点でリスクが大きい。また，一般的に大動脈弁狭窄症や閉塞性肥大型心筋症でも心後負荷の減少により病態が著しく悪化するために，硬膜外鎮痛は禁忌である[6]。逆に逆流性弁疾患は，後負荷の軽減が心負荷を軽減につながるため硬膜外鎮痛のよい適応である。頻脈性不整脈や虚血性心疾患も，疼痛による交感神経刺激を遮断することができるため硬膜外鎮痛のよい適応となる。表 1 に，著者が国立循環器病研究センター周産期科や埼玉医科大学総合医療センター産科麻酔科の先生方と一緒に検討して作成した心疾患合併妊婦における硬膜外鎮痛の適応疾患を示す。

　心疾患合併妊婦においては，努責，娩出直後の出血などで容易に循環動態が変化する。観血的動脈血測定にて連続的に血圧を観察し，中心動脈圧や動脈圧波形変動などから血管内容量を推測し，鎮痛深度，輸液速度を調節するのが望ましい。また，心負荷が大きくなる長時間の努責を避けるために，器械分娩による分娩第二期短縮を図る場合がある。器械分娩，特に鉗子分娩では分娩時の疼痛が激烈であることと，産道損傷に対する縫合処置が産後に加わることから，硬膜外無痛分娩が非常に有用である。

3 脊椎疾患合併妊婦

　妊婦で比較的多く見られる脊椎疾患として，側弯症や腰椎すべり症，腰椎椎間板ヘルニアなどが挙げられる。特殊な状況としては，分娩前からの脊髄損傷などもある。

　脊椎疾患の場合，分娩前の手術既往の有無とその術式がポイントとなる。手術既往がない場合は，通常通り硬膜外下無痛分娩を行うことができる。分娩前に下肢の神経症状を認める場合でも，硬膜外下無痛分娩は禁忌ではない。期待する鎮痛効果が得られない場合や，産後に神経症状が悪化する可能性などを妊婦に説明し，それでも妊婦が無痛分娩を希望するようであれば実施すべきである。無痛分娩開始前の神経学的所見を確認し，カルテに記載しておく。分娩後の神経障害は無痛分娩を行っていなくても高頻度に発生するが，分娩前から神経症状を呈する患者では硬膜外無痛分娩が原因とされがちである。

　手術を行っていない側弯症では，脊椎の弯曲と回転を触診で確認したうえで，患者の脊椎に対して正中法となるような角度でアプローチする。穿刺部位や方向を決める際には，腰椎X線写真とともに脊椎の超音波検査がとても役に立つのでおすすめである。矯正手術後の側弯症の場合，術後であるという解剖学的異常とインプラント留置部位であるため，感染への懸念から硬膜外無痛分娩に対して二の足を踏みがちである。

　解剖学的異常に関していえば，手術で棘突起を切除しているため手術部位の棘間は判別不能である[7]。したがって，手術範囲外の棘間で硬膜外穿刺を行う。広範囲にわたる固定によって脊椎の可動性は失われているため，腰椎であっても穿刺は困難な場合が多い[8]。前述のとおり硬膜外腔が存在しないため，硬膜外無痛分娩の鎮痛成功率は通常より低く，50～75％と報告されている[8,9]。局所麻酔薬の必要量に関しては，側弯術後妊婦と通常妊婦を比較しても有意な差を認めなかった[9]。このことから，側弯術後であっても硬膜外無痛分娩が効く人は効く，ということがわかる。

　感染に関しては，硬膜外穿刺とカテーテル留置によって感染率が上昇するという報告はなく，感染や腫瘍に対する脊椎手術後でない限り，基本的には問題とならないようである[7]。いずれにせよ無痛分娩を行う前に妊婦への正確な情報提供を行い，期待通りの効果がでないことも含め，通常の妊婦とは異なる経

過をとる可能性があることを了承してもらう必要がある。

【 文　献 】

1) Kanayama N, Belayet HM, Khatun S, et al. A new treatment of severe pre-eclampsia by long-term epidural anaesthesia. J Hum Hypertens 1999：13；167-71.
2) 日本妊娠高血圧学会編. 無痛分娩. 妊娠高血圧症候群の診療指針2015. 東京：メジカルビュー社；2015. p.214.
3) Horlocker TT, Wedel DJ, Rowlingson JC, et al. Regional anesthesia in the patient receiving antithrombotic or thrombolytic therapy：American Society of Regional Anesthesia and Pain Medicine Evidence-Based Guidelines (Third Edition). Reg Anesth Pain Med 2010：35；64-101.
4) Harnett MJ, Datta S, Bhavani-Shankar K. The effect of magnesium on coagulation in parturients with preeclampsia. Anesth Analg 2001：92；1257-60.
5) Chandrasekhar S, Tolpin DA, Mangano DT. Anesthetic management of the pregnant cardiac patient. In：Suresh MS, Segal BS, Preston R, Fernando R, Mason CL, editors. Shnider and Levinson's Anesthesia for obstetrics. 5th edition ed. Philadelphia：Lippincott Williams & Wilkins, a Wolters Kluwer business；2013. p.484.
6) Group JCSJW Guidelines for Indication and Management of Pregnancy and Delivery in Women With Heart Disease (JCS 2010). Circ J 2012：76；240-60.
7) 竹内 大. 脊椎手術の既往のある患者に区域麻酔をするときの注意を教えてください. LiSA 2017：24；378-81.
8) Kuczkowski KM. Labor analgesia for the parturient with prior spinal surgery：what does an obstetrician need to know? Arch Gynecol Obstet 2006：274；373-5.
9) Bauchat JR, McCarthy RJ, Koski TR, et al. Labor Analgesia Consumption and Time to Neuraxial Catheter Placement in Women with a History of Surgical Correction for Scoliosis：A Case-Matched Study. Anesth Analg 2015：121；981-7.

14

全身投与鎮痛薬による無痛分娩
レミフェンタニルを主体とした
オピオイドを用いた自己調節鎮痛

　たとえ妊婦が全身投与の鎮痛薬による無痛分娩を希望しても，原則としては区域麻酔による方法を勧めている。それは早期に完全覚醒した状態で母児接触をすることでその後の良好な親子関係を築いて欲しいという思いからであり，全身投与鎮痛薬による無痛分娩ではそれが損なわれること，さらには鎮痛効果に関しては，最近用いられるようになったレミフェンタニルは塩酸ペチジンと同等[1]あるいはそれ以上[2]であるものの，区域麻酔と比較すると明らかに劣ることが理由である。しかし，血液凝固異常などにより区域麻酔による鎮痛手段がとれない時には，レミフェンタニルを主体としたオピオイドを用いた自己調節鎮痛（patient-controlled analgesia：PCA）によって無痛分娩を提供している。最大の利点としては従来のオピオイドより作用発現が早く，半減期が3分程度であり，蓄積性がない点である[3,4]。

　レミフェンタニルが産科麻酔で使用されるようになったのは1980年代ごろであるが，このPCAによる応用がされ始めたのは2000年になってからである[5]。

　しかし，PCAによる一律の鎮痛管理は難しく，鎮痛効果を得るための用量も分娩進行状況により異なり，また個人差が大きい[6]。投与法に関しては，輸液の主ルート途中の側管よりレミフェンタニルが投与される場合はボーラス投与された薬液が実際に体内に流入し作用発現するまでに時間的遅れが生じ，妊婦

が要求したタイミングで十分な鎮痛効果が得られないことがある。また，主ルートの流速が変化した場合は輸液ルート内のレミフェンタニルが急速投与されるため副作用が急に出現することが懸念される。したがって，レミフェンタニルを用いた経静脈的自己調節鎮痛法（intravenous PCA：IV-PCA）は単独静脈ルートとするか，静脈刺入部に近い部位からレミフェンタニルが投与されるようにすることが望ましい。さらにオキシトシンとは別々に速度調節する必要があるため，それぞれの投与経路は別々にするような配慮が必要である。

　実際の投与を妊婦本人が行うか，医療スタッフが行うかは施設ごとに決めてよいが，静脈刺入部に近い部位からレミフェンタニルが投与されたとしても脳到達まで20秒，脳での最大濃度時間がおよそ1分であることを前提に，陣痛のピークの2分前くらいのタイミングを見計らって投与しないといけない。最初の何回かで投与のタイミングを掴む必要がある。また誰でも投与できる環境にせず，必ず役割を一人に決めておくことが安全のために必要である。

1 自己調節鎮痛の具体的な実施方法

1 機器

　通常の持続注入ポンプでは対応できないため，自己調節鎮痛法（PCA）用の専用ポンプが必要である。

　著者の施設ではスミスメディカル社の専用ポンプを用いている。ただし，以前のCADD-Legacy®はロックアウトタイムが最小で5分であり，最大12回/時が限界となる。後述の1回投与量程度のレミフェンタニルの鎮痛有効時間が2分程度であることを考慮すると限界がある。後発のCADD®-Solisではロックアウトタイムを2分，最大30回/時の設定が可能であり，レミフェンタニルを用いた自己調節鎮痛法ができる環境が整えられる。

2 基本投与薬物

　海外では，レミフェンタニル40 μg/mL（アルチバ®2 mgを生理食塩液50 mLで溶解）としているものが多いが[2,7]，わが国では手術室において成人手術で古くからレミフェンタニル100 μg/mL溶液を使用しているので，その倍希

釈であるレミフェンタニル 50 μg/mL（アルチバ® 2 mg を生理食塩液 40 mL で溶解）とした方が間違いが少ないように感じて，著者らの施設ではそうしている．海外にならってレミフェンタニル 40 μg/mL 溶液でも構わない．

3 投与方法（レミフェンタニル 50 μg/mL の場合）

❶基本持続投与速度
0.025-0.05 μg/kg/分（1.5-3.0 μg/kg/時＝90-180 μg 程度/時＝1.8-3.6 mL 程度/時）

❷自己調節鎮痛としてのボーラス投与量
0.25-0.5 μg/kg/回（15-30 μg 程度/回＝0.3-0.6 mL 程度/回）
が目安である．この場合の体重（kg）は，理想的には除脂肪体重（lean body weight）で計算する．

　この基本持続投与速度の代わりに標的濃度調節持続静注（target controlled infusion：TCI）を用いた観察研究もある[8]．血中濃度目標を 1 ng/mL として，妊婦の満足度に応じて 0.5 ng/mL ずつ増減を繰り返す方法であるがその利点は明らかではない．

　一方，可能であれば基本持続投与は行わない方がいいとの意見もある．その理由としては，
①本来，陣痛の間歇期は疼痛がなく，子宮収縮時の痛みに合わせて鎮痛をすればよい．したがって作用発現が早いレミフェンタニルでは持続投与の必要がない
②不要な持続投与は副作用増加の可能性がある
③持続投与により胎児心拍数の基線細変動の消失が起こる可能性があり，それにより不必要な医学介入（緊急帝王切開）が増える可能性がある

　しかし現実的には，特にオキシトシンを使用している場合などは自己調節鎮痛としてのボーラス投与だけでは痛みが取りきれず，止むなくレミフェンタニルの持続投与を追加する必要が生じることもある．なお煩雑ではあるが，レミフェンタニルの鎮静作用を軽減するために，レミフェンタニルの基本持続投与の代わりに 1-2 時間ごとにフェンタニルを 1/2A（50 μg）静脈内投与し，レミフェンタニルはボーラス投与量だけとすることも考慮してもよいかもしれない[9]．ただしその場合でも母体の呼吸抑制に対する厳重な注意

の必要性は変わらず，またフェンタニルではレミフェンタニルより半減期が長い分，新生児の呼吸抑制には注意を要するかもしれない[10]。

4 管理上の注意点

①助産師または医療スタッフが**妊婦一人に対して一人必ず常時監視できる体制で行うことが大前提**である。
②通常分娩で行う母体血圧，心拍数，動脈血酸素飽和度のほかに呼吸数，鎮静度合いの経時的な測定/記録が必須である。具体的には，

  母体血圧：15分ごと
  心拍数：動脈血酸素飽和度による連続モニター
  動脈血酸素飽和度：連続モニター
  呼吸数：15-30分ごと
  鎮静度：30分ごと

これらの監視のもとバイタルサインの異常が起こった場合には速やかにポンプの設定を変更（減量）または中止する。

この操作を機器と連動させて，例えば動脈血酸素飽和度が95%以下，または心拍数：60回/分が15秒以上続く場合はポンプを5分停止させたり，再評価したり，レミフェンタニルの減量，再設定など自動化する試みもあるが[11]，一般化はかなり難しい。

また鎮痛が十分であればあるほど傾眠傾向が強く，呼吸抑制が発生しやすいので，必要に応じて呼びかけて深呼吸を促す必要がある[12]。頻回の呼吸抑制がある場合には投与を減量または中止する。

③分娩誘発開始時またはレミフェンタニルを用いた無痛分娩開始時から持続的に胎児心拍数陣痛図モニターを行い，出生時には小児科医が立ち会える状況とすべきである。なぜなら，レミフェンタニルは長時間投与しても母体の薬物の蓄積性が低く短時間で効果が消失するものの，胎盤を容易に通過し胎児に移行するため，新生児の一過性の呼吸抑制の可能性が高いからである。

2 推奨される環境

　繰り返しになるが，レミフェンタニルを主体としたオピオイドを用いた自己調節鎮痛は誰が行っても有効で安全性の高い鎮痛法では決してない[2]。それを安全に実践するためには，

① 全身管理できる医療設備と医療スタッフ（産婦人科医，麻酔科医，新生児科医，助産師など）が揃っていること
② 妊婦の子宮収縮が自覚であれ陣痛図であれ，きちんと把握されており，できれば子宮収縮が規則的であること
③ 副作用（血圧低下，徐脈，呼吸抑制，鎮静，掻痒感など）に対して適切に対応ができること

が必要である。すなわち①と③で安全性を，②で有効性を担保する。

　ただ医療側のマンパワー/技術/知識不足により硬膜外鎮痛などが提供できないからといって，その代替え手段とすべきでなく，妊婦側の要因により，凝固系に問題があるなどの区域鎮痛法が禁忌の場合に考慮すべき鎮痛手段である[2]。

【文　献】

1) Blair JM, Dobson GT, Hill DA, et al. Patient controlled analgesia for labour: a comparison of remifentanil with pethidine. Anaesthesia 2005 ; 60 : 22-7.
2) Van de Velde M, Carvalho B. Remifentanil for labor analgesia: an evildence-based narrative review. Int J Obstet Anesth 2016 ; 25 : 66-74.
3) Michelsen LG, Hug CC Jr. The pharmacokinetics of remifentanil. J Clin Anesth 1996 ; 8 : 679-82.
4) Smith JA, Donepudi RV, Argoti PS, et al. Exploring the Pharmacokinetic Profile of Remifentanil in Mid-Trimester Gestations Undergoing Fetal Intervention Procedures. Front Pharmacol 2017 ; 8 : 1-6.
5) Olufolabi AJ, Booth JV, Wakeling HG, et al. A preliminary investigation of remifentanil as a labor analgesic. Anesth Analg 2000 ; 91 : 606-8.
6) Volmanen P, Akural EI, Raudaskoski T, et al. Remifentanil in obstetric analgesia: a dose-finding study. Anesth Analg 2002 ; 94 : 913-7, table of contents.
7) Ohashi Y, Baghirzada L, Sumikura H, et al. Remifentanil for labor analgesia: a comprehensive review. J Anesth 2016 ; 30 : 1020-30.

8) Schwarz GL, Volmanen P, Albrechtsen S, et al. Remifentanil target-controlled infusion during second stage labour in high-risk parturients : a case series. Acta Anaesthesiol Scand 2013 ; 57 : 802-8.
9) Douma MR, Verwey RA, Kam-Endtz CE, et al. Obstetric analgesia : a comparison of patient-controlled meperidine, remifentanil, and fentanyl in labour. Br J Anaesth 2010 ; 104 : 209-15.
10) Marwah R, Hassan S, Carvalho JC, et al. Remifentanil versus fentanyl for intravenous patient-controlled labour analgesia : an observational study. Can J Anaesth 2012 ; 59 : 246-54.
11) Sia AT, Sng BL, Leo S. Novel vital signs-controlled, patient-assisted intravenous analgesia using remifentanil for labour and delivery. Int J Obstet Anesth 2014 ; 23 : 196-8.
12) 松澤晃代,望月純子,大西庸子,ほか.レミフェンタニルを用いた経静脈的患者自己調節鎮痛法による無痛分娩の母児への影響.日本周産期新生児医学会雑誌 2016 ; 52 : 836-9.

15

持続脊髄くも膜下鎮痛法

1 適応/利点/欠点

　持続脊髄くも膜下鎮痛法は，硬膜外鎮痛法と比較して効果の確実性が高く，単回投与の脊髄くも膜下鎮痛法（現実的には硬膜外鎮痛法として組み合わせた脊髄くも膜下硬膜外併用鎮痛法の一部であることがほとんどである）と比較しても調節性に優れていると"理論的には"いえる。それにも関わらず，無痛分娩に対して持続脊髄くも膜下鎮痛法を第一選択とする症例はきわめて限定的である。その理由は，（硬膜外針の内腔から硬膜外カテーテルを脊髄くも膜下腔に留置するのでない場合は）確実に脊髄くも膜下腔にカテーテルを留置することは，脊髄くも膜下腔専用のカテーテルであればあるほど，またそれが細ければ細いほど難しいからである。そのような意味で，手技に相当慣れが必要である。また，①脊柱管内の感染のリスクが硬膜外鎮痛法より高い可能性がある，②硬膜外注入に慣れた医療従事者が誤って硬膜外腔のつもりで薬物注入した場合には不必要な過度の麻酔効果をもたらし呼吸停止を来しかねない，③カテーテル抜去に伴い脊麻後頭痛の可能性が単回投与の脊髄くも膜下鎮痛法と比較して高い，などの欠点が挙げられるからである。

　しかしながら著者はこれまでにいくつかの症例で持続脊髄くも膜下鎮痛法を

選択してきた。それは，①心臓の後負荷減少を起こすと，それが病態を大きく悪化させるような心疾患，すなわち大動脈弁狭窄症や肥大型心筋症などでは，脊髄くも膜下鎮痛法や硬膜外鎮痛法に局所麻酔薬を使用することは望ましくない。そのような症例に対してオピオイド，特にわが国では脊髄くも膜下腔へ一番使用しやすいと思われるフェンタニルを使用薬物の中心に据えて（20〜25 μg/時），持続脊髄くも膜下鎮痛法を行ってきた[1,2]。さらには②脊柱管の変形のために硬膜外腔に投与された薬物の調節が難しいと推測されるような症例では，確実性を求めるために選択したこともある。無痛分娩ではないが，側弯症の症例の帝王切開術に対しても調節性/確実性を求めて持続脊髄くも膜下麻酔法を選択した[3]。③人によっては肥満妊婦に対して，確実性の低い硬膜外鎮痛法より持続脊髄くも膜下鎮痛法を勧めるかもしれない[4]。確かに意図しない硬膜穿刺は体格係数が大きいほど高いが[5]，懸念される硬膜穿刺後頭の発生頻度は体格係数が大きいほど低い[6]。しかしだからといって，最初から肥満という理由のみで持続脊髄くも膜下鎮痛法を選択する理由はないと著者は考えている。ただし，意図しない硬膜穿刺を起こした場合は，非肥満妊婦のようにあえて再度硬膜外腔にカテーテル留置をすることを考えずに，そのまま脊髄くも膜下腔に硬膜外カテーテルを留置するのもひとつの選択である。

2 使用薬物とその使用法

　循環動態の安定のためのフェンタニルを中心とした持続脊髄くも膜下鎮痛法を用いた無痛分娩を紹介したが，現実的には，単独使用では鎮痛の限界があることも事実である。鎮痛作用の補助作用を期待して著者は，アドレナリンを 40〜50 μg/時で添加した溶液を用いることもある。このアドレナリンの作用機序としては脊髄の下行性疼痛抑制路における α_2 受容体を介したものと考えている[7,8]。

　急激に進行しなければ，この 2 剤だけで分娩第一期は乗り越えられるが，やはり急激な分娩進行や分娩第二期をフェンタニルとアドレナリンだけで乗り越えるのはきわめて難しい。その場合には通常，無痛分娩に対して脊髄くも膜下鎮痛法で用いる脊麻用ブピバカインの 1/4〜1/2 量，すなわち 0.5〜1.0 mg をレスキュードースとして用いるとよい。海外の教科書ではあえて"脊麻用"と

記載されずにブピバカインの濃度と容量が書かれたものも多いが，少なくともわが国では脊麻用ブピバカインがあるのでそれを用いるべきであると著者は考えている．

著者の基本とする持続脊髄くも膜下鎮痛法の処方例は以下のごとくである．

初回投与：フェンタニル 25 μg（0.5 mL）＋5％ブドウ糖液 2 mL 前後（＋アドレナリン 50 μg）

その後の管理の**基本維持量**は以下の2つのうちどちらかである．
①オピオイド主体の持続投与を行い局所麻酔薬でレスキューをする場合：
　フェンタニル 25 μg（0.5 mL）±アドレナリン 50 μg（5％ブドウ糖液で希釈して総量 5 mL）/時
　レスキュードース（局所麻酔薬主体）：脊麻用ブピバカイン 0.5〜1.0 mg（5％ブドウ糖液で希釈して総量 2 mL）
または
②局所麻酔薬主体の持続投与を行いオピオイドでレスキューをする場合：
　脊麻用ブピバカイン 0.5〜1.0 mg±アドレナリン 50 μg（5％ブドウ糖液で希釈して総量 5 mL）/時
　レスキュードース（オピオイド主体）：フェンタニル 25 μg（5％ブドウ糖液で希釈して総量 2 mL）

どちらも可能ではあるが，フェンタニルを脊髄くも膜下腔に持続投与すると，単位時間当たりの投与量がボーラス投与に比べて少ないため，おそらくフェンタニルの脂溶性ゆえ脊髄くも膜下腔での広がりが悪い印象がある．したがって，循環動態の安定を優先させるなら，局所麻酔薬主体の持続投与を行いオピオイドでレスキューをした方がいい場合もある．なぜなら，無理をして少しでも局所麻酔薬による交感神経遮断/末梢血管拡張作用を避けるためにオピオイド主体の持続投与を行っても，途中で鎮痛の限界のために局所麻酔薬でレスキューをする必要が生じると局所麻酔薬のボーラス投与がかえって循環動態の変動を来す可能性があるからである．要は患者の循環動態の予備力を判断して両者の使い分けをしなくてはならない．

3 著者が用いている持続脊髄くも膜下鎮痛用カテーテル

　持続脊髄くも膜下鎮痛の欠点の1つに硬膜穿刺後頭痛が挙げられるのは先に述べたごとくである。一般的に硬膜穿刺後頭痛の発生率を減らすために，硬膜穿刺する針としてペンシル型のものを用いること，なるべく細い針を用いることがよく知られている。そのため過去には持続脊髄くも膜下鎮痛に28〜32 Gといったマイクロカテーテルが用いられていた。しかしながらマイクロカテーテルを用いた場合には細いがゆえに薬物の注入速度が遅くならざるを得ず，薬物の脊髄くも膜下腔での広がりが悪く，カテーテル先端部で局所麻酔薬が高濃度になることにより馬尾症候群や一過性神経症状のリスクが高くなる。米国ではこれらの医療事故を受けて24 Gより細い脊髄くも膜下鎮痛用カテーテルの使用を一時禁止したが，1996年に28 Gのマイクロカテーテルと持続硬膜外鎮痛との比較研究が行われ，マイクロカテーテルの神経障害のリスクは1%以下との結論が出された。しかし残念ながら企業/市場の方針としてこれらのカテーテルは米国では普及しなかった[9]。欧州では硬膜穿刺後頭痛の予防の観点から，従来の穿刺針の中にカテーテルを通す方法（through-needle法）から，穿刺針の外側に沿わせたカテーテルを留置する方法（over-the-needle法）といった新しいコンセプトの持続脊髄くも膜下麻酔/鎮痛用キットが普及した。従来のthrough-needle法では脊麻針の内腔にカテーテルを通すため，針穴の内径の方がカテーテルの内径よりも大きく，脊髄くも膜下麻酔針を抜いた後にカテーテルの外側から脳脊髄液が漏れやすい。それに対してover-the-needle法では脊髄くも膜下麻酔針の外側がカテーテルで覆われているため，脊髄くも膜下麻酔針で開けた穿刺穴ぎりぎりにカテーテルがねじ込まれるようになり，硬膜とカテーテル間に隙間ができにくいために留置後の髄液の漏出が少ないとされている（図1）。

　著者がこれまで適応とした患者にover-the-needle法を用いた際の持続脊髄くも膜下鎮痛用カテーテルは図1の上図のタイプである。一般的には，持続脊髄くも膜下鎮痛法は，鎮痛終了後は持続的に硬膜に穴が開いた状態が続くため，理論的には硬膜穿刺後頭痛の発生がきわめて高いことが危惧される。しかし，これまでの海外の研究によると，通常の持続硬膜外鎮痛法（脊髄くも膜下

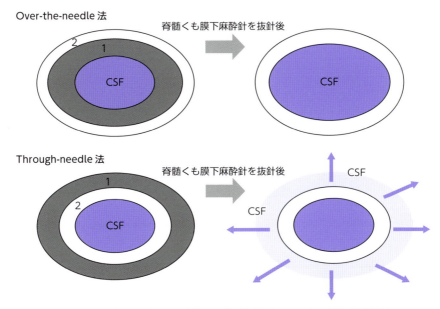

1：脊髄くも膜下麻酔針　2：脊髄くも膜下鎮痛用カテーテル　CSF：脳脊髄液

図1 Over-the-needle 法が従来の through-needle 法と比較して硬膜穿刺後頭痛が少ない理由

鎮痛法を組み合わせても組み合わせなくても）と比較して硬膜穿刺後頭痛の発生は明らかに多いわけではない[10,11]。ただし，持続脊髄くも膜下鎮痛法の失敗率が高いことは否めない。著者は従来法との比較研究は行っていないが，経験として through-needle 法と比較して over-the-needle 法は使用に慣れが必要であるが，硬膜穿刺後頭痛に関しての重症例は経験していない。

◼ 持続脊髄くも膜下鎮痛用カテーテル（over-the-needle 法）の具体的な挿入のポイント（図2, 3）

① 通常通り硬膜外針を硬膜外腔に留置する。この場合，抵抗消失法には空気を用いる方がいいかもしれない。なぜなら抵抗消失法に生理食塩水を用いた場合，その後の脊髄くも膜下麻酔針穿刺の際に針と一体化した脊髄くも膜下鎮痛用カテーテル内に逆流してくる脳脊髄液が真の脳脊髄液であることの確証が得られないためである。

② 硬膜外針を正しく硬膜外腔に留置したら，その針の内腔を通して脊髄くも

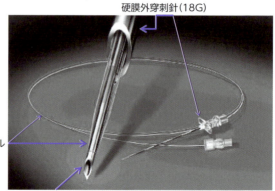

図2　Over-the-needle 法による持続脊髄くも膜下鎮痛用キット

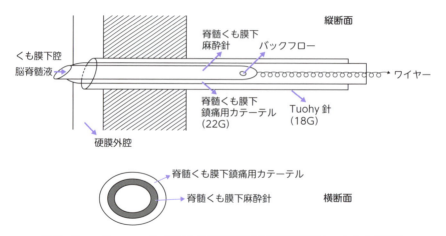

図3　Over-the-needle 法による持続脊髄くも膜下鎮痛用キットの内部構造

膜下麻酔針と一体化した脊髄くも膜下鎮痛用カテーテルを通していくが，その際には通常の硬膜外カテーテルを操作するようにカテーテルを丸めたまま通さず，脊髄くも膜下鎮痛用カテーテルはまっすぐ伸ばした状態で操作する．脊髄くも膜下鎮痛用カテーテル内に脳脊髄液の逆流が見られたら，左手で脊髄くも膜下麻酔針を数mm進めながら右手で脊髄くも膜下鎮痛用カテーテル末梢側から出ているワイヤーを数mm引き抜く．最初は1人では操作が難しいのでワイヤーを引き抜く操作を清潔手袋をした第三者に手伝って

もらうとよい．この際，軽い放散痛が殿部に生じることもある（馬尾神経刺激症状）．下肢への放散痛でなければすぐ治まる．逆に下肢への放散痛であれば硬膜外針の位置異常が疑われるので，最初からやり直す必要があるが，分娩後の神経障害のリスクが高くなるので何度も行うことは望ましくない（持続脊髄くも膜下鎮痛自体の断念を検討する）．

③ 脊髄くも膜下鎮痛用カテーテルの真ん中から出ていた脊髄くも膜下鎮痛針が，脊髄くも膜下鎮痛用カテーテル末梢側から出ているワイヤーを数 mm 引き抜くことで引っ込んだ後は，さらにカテーテルだけを数 mm ずつ進めながら，脊髄くも膜下鎮痛用カテーテル末梢側から出ているワイヤーを数 mm 引き抜くことを繰り返し，最終的に脊髄くも膜下鎮痛用カテーテル 4～5 cm 脊髄くも膜下腔に留置する．

【文 献】

1) Okutomi T, Kikuchi S, Amano K, et al. Continuous spinal analgesia for labor and delivery in a parturient with hypertrophic obstructive cardiomyopathy. Acta Anaesth Scand 2002；46：329-31.
2) Hyuga S, Okutomi T, Kato R, et al. Continuous spinal labor analgesia for two deliveries in a parturient with severe subvalvular aortic stenosis. J Anesth 2016；30：1067-70.
3) Okutomi T, Saito M, Koura M, et al. Spinal anesthesia using a continuous spinal catheter for cesarean section in a parturient with prior surgical correction of scoliosis. J Anesth 2006；20：223-6.
4) Palmer CM, D'Angelo R, Paech MJ. Obesity. In：Obstetric Snesthesia. New York：Oxford University Press, 2011：242-64.
5) Vallejo MC. Anesthetic management of the morbidly obese parturient. Curr Opin Anaesthesiol 2007；20：175-80.
6) Peralta F, Higgins N, Lange N, et al. The relationship of body mass index with the incidence of postdural puncture headache in parturients. Anesth Analg 2015；121：451-6.
7) Bromage PR, Camporesi EM, Durant PA, et al. Influence of epinephrine as an adjuvant to epidural morphine. Anesthesiology 1983；58：257-62.
8) Okutomi T, Mochizuki J, Amano K, et al. The effect of intrathecal epinephrine on epidural infused analgesics duringlabor. Reg Anesth Pain Med. 2003；28：108-12.
9) Palmer CM. Continuous spinal anesthesia and analgesia in obstetrics. Anesth Analg 2010；111：1476-9.
10) Graham CM, Cooper GM. Comparison of continuous spinal and epidural analgesia for

pain relief in labour. Int J Obstet Anesth 1995 ; 4 : 219-24.
11) Arkoosh VA, Palmer CM, Yun EM, et al. A randomized, double-masked, multicenter comparison of the safety of continuous intrathecal labor analgesia using a 28-gauge catheter versus continuous epidural labor analgesia. Anesthesiology 2008 ; 108 : 286-98.

索 引

和 文

【あ】
亜酸化窒素…1
アドレナリン…59, 71, 76, 95, 116
アプガースコア…93, 94
アルコール入りグルクロン酸クロロヘキシジン…28
アルコール入りポビドンヨード…28

【い】
一カ所穿刺法…13
一過性神経症状…82, 118
意図しない硬膜下注入…9
意図しない硬膜穿刺…116
意図的硬膜穿刺後硬膜外鎮痛…15
イントラリポス…29, 30, 77

【う】
ウィタカー針…48
運動神経障害…82

【え】
塩酸エフェドリン…28, 59, 95
塩酸モルヒネ…80
塩酸リトドリン…29, 59, 95

炎症性サイトカイン…61

【お】
オキシトシン…25

【か】
回旋異常…11, 89
ガイドライン…24
下行性疼痛抑制路…116
片効き…51
カッティング針…48
カテーテルの硬膜下迷入…70
カテーテルの脊髄くも膜下迷入…70
カフェイン…81
感覚神経障害…82
換気回数…27
間欠的定時投与法…16, 19
鉗子分娩…11, 105

【き】
器械分娩…105
——率…88
気管チューブ…29
基線細変動の消失…111
逆流性弁疾患…105
吸引テスト…62
吸引分娩…11
吸入麻酔薬…1
局所麻酔薬中毒…77
局所麻酔薬の意図しない血管内注入…75
局所麻酔薬の意図しない脊髄くも膜下腔注入…77
虚血性心疾患…105
禁飲食…60

【く】
クインキ針…48
空気清浄度…27

【け】
計画誘発分娩…11
経口補水飲料…60
経静脈的自己調節鎮痛法…110
痙攣…10
血液凝固異常…109
血液凝固障害…6
血液凝固能…103
血管穿刺…34
血管内注入…9
血管内迷入…19
血小板数…103

【こ】
膠質輸液…59
後方後頭位…90
硬膜外カテーテルが血管内迷入…62
硬膜外カテーテル挿入…103
硬膜外カテーテルの脊髄くも膜下腔迷入…62

硬膜外カテーテルの留置長…53

硬膜外カテーテル抜去…103

硬膜外血液パッチ…48

硬膜外血腫…6, 10, 82, 84, 104

硬膜外自己血パッチ…79

硬膜外鎮痛法…13

硬膜外膿瘍…6, 10

硬膜誤穿刺…34

硬膜穿刺…79
　　──感覚…48
　　──後頭痛…9, 45, 48, 79, 80, 118

硬膜損傷…47

誤嚥性肺炎…24

呼吸苦…60

呼吸停止…60, 115

呼吸抑制…77

【さ】

最終飲食…24

最小必要局所麻酔薬濃度…68

産道損傷…105

【し】

子宮頸管成熟度…88

子宮頸管の開大…15

子宮胎盤血流…5, 57, 103

子宮内感染…6

子宮破裂…11

ジクロフェナク…81

自己調節鎮痛…109
　　──法…16, 19

自己輸血…104

児の回旋…87

シバリング…61

脂肪乳剤…29, 77

絨毛膜羊膜炎…6

出血傾向…6

常位胎盤早期剥離…9, 11

晶質液…28

消毒液…28

少量分割…78
　　──投与…76

除細動…77
　　──器…29

神経学的適応能力スコア…93

神経行動学的評価値…11

心疾患…5

心室性不整脈…77

新生児の呼吸抑制…112

心毒性…75

【す】

髄膜炎…6

スプロット針…48

【せ】

正中法…43

清澄水…24, 60

脊髄円錐…41

脊髄くも膜炎…81

脊髄くも膜下腔血腫…81

脊髄くも膜下腔迷入…19

脊髄くも膜下硬膜外併用鎮痛法…13

脊髄くも膜下注入…9

脊髄損傷…106

脊柱管の変形…116

脊麻後頭痛…48, 115

絶飲食…24

全脊髄くも膜下麻酔…10, 78

【そ】

僧帽弁狭窄…104

側弯症…7, 106, 116

【た】

体位…33

体温の上昇…61

体格係数…116

胎児一過性徐脈…59, 95

胎児一過性頻脈…100

胎児心拍数陣痛図…100

胎児遅発一過性徐脈…100

胎児発育の遅延…103

胎児変動一過性徐脈…100

耐性…25

大動脈狭窄症…6

大動脈弁狭窄症…105, 116

多胎…5

多発性硬化症…6

炭酸水素ナトリウム…71

【ち】

チームSTEPS…31

中枢神経症状…77

超音波装置…40

治療的自己血パッチ…81

鎮痛不十分…63

鎮痛範囲の狭小化…16

【つ】
ツゥフィエー線…42
【て】
帝王切開術率…11, 23, 59, 88, 94
低血圧…57, 94
抵抗消失法…44
低用量アスピリン…104
テストドース…75
電気的カーディオバージョン…77
【と】
導尿…60
糖尿病…5
努責力…88
【な】
難産…25
【に】
二カ所穿刺法…13
ニトログリセリン…29
妊娠高血圧症候群…5, 9, 103
妊娠高血圧腎症…5, 104
【の】
脳出血…5
脳脊髄圧…34
脳脊髄液…42
脳動静脈奇形…5
脳動脈瘤…5
【は】
肺高血圧症…104
白血病…6
母親学級…9
馬尾…49

馬尾症候群…118
バルサルバ操作…81
【ひ】
肥大型心筋症…116
肥満…7, 14, 116
標的濃度調節持続静注…111
頻脈性不整脈…105
【ふ】
フリードマン曲線…98
プレスキャン…40
分娩時出血量…11
分娩第一期時間…87
分娩第二期時間…88
分娩第二期の分娩遷延…99
分娩誘発…11, 25, 88, 89
【へ】
閉塞性肥大型心筋症…6, 105
ペンシル型針…48, 118
【ほ】
放散痛…34, 39, 49
傍正中法…43
母児接触…109
母体の呼吸抑制…111
母乳の分泌…89
母乳哺育…89
ボルタレン…81
【ま】
マイクロカテーテル…118
麻酔器…31
末梢神経障害…10

慢性頭痛…82
【み】
ミトコンドリア…61, 94
【め】
メイロン…71
【も】
もやもや病…5
【や】
ヤコビー線…42
【よ】
腰椎すべり症…106
腰椎椎間板ヘルニア…106
予防的自己血パッチ…80
【ら】
ラリンジアルマスク…29
【り】
リピッドレスキュー…30
硫酸マグネシウム…104
良好な親子関係…109
【れ】
レミフェンタニル…109
【ろ】
ロキソニン…81
ロキソプロフェン…81
ロックアウトタイム…110
【わ】
ワイヤー…52

欧文

【A】
α_2受容体…116
AED…29

autotransfusion…104

【B】
β作用…59, 95
Bishop スコア…88
Bromage スケール…58

【C】
combined spinal epidural anglgesia…13
CSEA…13

【D】
DPE…15
dural puncture…34
dural puncture epidural…15

【H】
HDP…103
HELLP 症候群…9
HEPA フィルター…27
hypertensive disorder of pregnancy…103

【I】
intravenous PCA…110
IV-PCA…110

【M】
Mallampati 分類…8
minimum local analgesic doses…68
MLAC…68
MRI…84

【N】
needle-through-needle…13
NSAIDs…81

【O】
over-the-needle 法…118

【P】
patient-controlled analgesia…109
patient-controlled epidural analgesia…16
PCA…109

PCEA…16
PDPH…48, 80
PIB…16, 70
postdural puncture headache…48, 80
programmed intermittent bolus…16, 70

【T】
target controlled infusion…111
TCI…111
Thyromental distance…8
TMD…8

【U】
upper lip test…8

【V】
VAS…58

【W】
walking epidural…15

■著者略歴

奥富俊之（おくとみ としゆき）

1984 年 3 月	浜松医科大学医学部卒業	
1988 年 3 月	浜松医科大学大学院医学研究科（博士過程）卒業	
1988 年 4 月	浜松医科大学医学部附属病院医員	
1989 年 1 月	浜松医科大学医学部麻酔科助手	
1989 年 4 月	富士宮市立病院麻酔科医長	
1991 年 7 月	北里大学医学部麻酔科専任講師	

　1994 年 5 月　長男：雅俊，自然分娩で誕生（3,284g）

1996～1997 年　コロンビア大学医学部麻酔科（3 ヵ月間）

　1997 年 12 月　次男：健人，硬膜外鎮痛下無痛分娩で誕生（3,140g）

1999～2000 年　コロンビア大学医学部麻酔科（12 ヵ月間）

2004 年 4 月　北里大学医学部麻酔科助教授
2007 年 4 月　北里大学医学部麻酔科准教授（名称変更）
2010 年 7 月　北里大学病院総合周産期母子医療センター産科麻酔部門主任
2010 年 11 月　北里大学医学部診療教授（麻酔科学）
　　　　　　　現在に至る

資格

1984 年	医師免許取得
1987 年	標榜医
1990 年	日本麻酔科学会認定指導医（現専門医）
1990 年	日本東洋医学会認定医（漢方専門医）
1995 年	日本ペインクリニック学会専門医
1998 年	日本産科麻酔学会（旧：分娩と麻酔研究会）幹事
2001 年	日本東洋医学会神奈川支部役員
2004 年	日本東洋医学会指導医
2005 年	日本麻酔科学会認定指導医
2009 年	日本麻酔科学会 代議員
2010 年	日本周産期・新生児医学会 新生児蘇生法「一次」コースインストラクター
2012 年	日本周産期・新生児医学会 新生児蘇生法「専門」コースインストラクター
2013 年	日本区域麻酔学会 評議員
2015 年	日本東洋医学会 代議員
2016 年	日本母体救命システム普及協議会 ベーシックコースインストラクター

無痛分娩の極意　　　　　　　　　　　　　　　　　　　＜検印省略＞

2017年11月15日　第1版第1刷発行

定価（本体3,700円＋税）

　　　　　　著　者　奥　富　俊　之
　　　　　　発行者　今　井　　　良
　　　　　　発行所　克誠堂出版株式会社
　　　　　　〒 113-0033　東京都文京区本郷 3-23-5-202
　　　　　　電話（03）3811-0995　振替 00180-0-196804
　　　　　　URL　http://www.kokuseido.co.jp

ISBN 978-4-7719-0492-7 C3047 ￥3700E　　印刷　三報社印刷株式会社
Printed in Japan ©Toshiyuki Okutomi, 2017

・本書の複製権・翻訳権・上映権・譲渡権・公衆送信権（送信可能化権を含む）は克誠堂出版株式会社が保有します。
・本書を無断で複製する行為（複写，スキャン，デジタルデータ化など）は，「私的使用のための複製」など著作権法上の限られた例外を除き禁じられています。大学，病院，診療所，企業などにおいて，業務上使用する目的（診療，研究活動を含む）で上記の行為を行うことは，その使用範囲が内部的であっても，私的使用には該当せず，違法です。また私的使用に該当する場合であっても，代行業者等の第三者に依頼して上記の行為を行うことは違法となります。
・ JCOPY ＜（社）出版者著作権管理機構　委託出版物＞
本書の無断複写は著作権法上での例外を除き禁じられています。複写される場合は，そのつど事前に（社）出版者著作権管理機構（電話 03-3513-6969, Fax 03-3513-6979, e-mail：info@jcopy.or.jp）の許諾を得てください。